ブッダの瞑想法

ヴィパッサナー瞑想の理論と実践

地橋秀雄 著
Hideo Chihashi

春秋社

生起する一切の事象は、変滅し、
崩壊していくものである。
サティを失わずに、怠ることなく、
修行を完成しなさい。

Vayadhammā saṅkhārā, appamādena sampādetha
（Mahāparinibbāna-sutta）〈長部経典第十六 大般涅槃経〉

まえがき

まだヴィパッサナー瞑想が日本人にはほとんど知られていなかった一九九〇年頃から、私はタイやミャンマー、スリランカでこの瞑想の修行に専念してきました。日本語の解説書など皆無の時代で、英文のヴィパッサナー瞑想の本だけが頼りでした。長期の修行に入る時には、分厚い本は荷物になるので、瞑想実践に役立つマニュアル部分のみをコピーしたり、あるいはそこだけ破りとってバッグにしのばせたものです。

瞑想の内的体験を外国語で伝え、指導者のインストラクションも英語に通訳されてのコミュニケーションがいかに歯がゆいものであるかを痛感するたびに、いつの日か明快な日本語でヴィパッサナー瞑想の解説書を上梓したいと切望してきました。この瞑想を修得するのに味わった私の労苦を、後から来る方々には繰り返してもらいたくなかったからです。

長い修行遍歴の最後に見出したヴィパッサナー瞑想は、私が命を懸けて学び、同胞にも、後から来る世代にも伝えたいと思えた唯一の行法でした。性別も年齢も境遇も超えて、どのような方の人生の苦しみも終息させることができる素晴らしい技法だと確信できたからです。

悟りを開いたブッダが人類に向かって法（ダンマ）を説いた目的はただ一つ、人々が苦しい生存の状態から解放されることを願ってのことでした。その苦から解放されるための方法としてブッダが提示したものが、ヴィパッサナー瞑想というシステムです。究極の悟りに導くものでありながら、非常にシンプルなやり方なので、誰でもすぐに実践できるし、その効果も速やかに得られるものです。在家の立場で瞑想に取り組もうとする私たちには、最適の方法と言えるでしょう。

例えば、一瞬一瞬の行動、知覚、思考、心の流れに気づいて（サティ）、確認する。そうしたヴィパッサナー瞑想の基本技術を試みただけなのに、すぐに目覚ましい効果が得られた方が何人もいるのです。

「……すぐにその効果が驚くべきものであると直感できました。一番驚いたのは、何となく単調な日々の中、元気がなくなりかけている時、今の瞬間に意識を集中することを始めると、いつの間にか元気が出てくるということです。また人間関係でも、上司や友人への余計な被害妄想を持たなくなった分、生きるのがだいぶ楽になったように思います。」

こんなメールがしばしば送信されてくるのですが、さらに短時間で成果を出した方もいます。

「グリーンヒル瞑想研究所のホームページのサティについての説明を読みながら、不思議なことに自然と『右手でマウスを動かす』とか『見ている』などとサティが入りました。しばらくすると頭の中が非常にクリアーな感じがし、集中力がすごく高まっているのを実感してびっくりしたのです。」

余計な思考や妄想が止まり、現在の瞬間に集中するだけで、このような目覚ましい成果が現れるのです。ヴィパッサナー瞑想は、現代の認知科学に匹敵する厳密さで、苦がいかに発生し、どのようなメカニズムで超克されるかを解き明かしています。本書でも、科学的な明快さで納得できるような説明を心がけました。

瞑想の世界を理論的に諒解しただけでは、知的情報がデータとして加算されるだけであって、心は何も変わりません。「分かっちゃいるけど、止められない」のです。心が変わるということは、情報処理の仕方や解釈の仕方、意志決定のプロセス、定番になっている反応パターン等々が根底から組み替わっていくことです。そのために設計されたものが、まさにブッダのヴィパッサナー瞑想なのです。心のシステムを構造的に変革していくための、理にかなったトレーニングが総合的にプログラミングされていることは驚嘆に値します。

一九九五年以来、私は、朝日カルチャーセンター講座や各種瞑想会、瞑想合宿などでヴィパッサナー瞑想のインストラクターをしてきました。本書では、十余年に及ぶ瞑想指導の経験とデータに基づいて、ヴィパッサナー瞑想が実際に習得できるよう、瞑想の技術的・実践的理解を徹底させることに力を入れました。

心が変われば、生き方が変わり、生き方が変われば、人との出会いも人生も変わって、諸々の苦（ドゥッカ）から解放されていくでしょう。私たちが苦しみから解放されることのみを願って伝えられてきたブッダのヴィパッサナー瞑想をぜひ体得し、幸せなよい人生を設計していただきたいと思います。

二〇〇六年春

著者

目次

まえがき　i

序章　瞑想でどんな効果が得られるか　3

（1）ヴィパッサナー瞑想の素描　3
（2）瞑想の効果　6
（3）能力開発系　9
（4）経験事象の変化系　27
（5）心の変化系　30

第一章　ヴィパッサナー瞑想の誕生　41

（1）瞑想の起源　41

(2) 王宮を出るシッダールタ王子 54
(3) ブッダの悟りの方法 58
第二章 ヴィパッサナー瞑想とは何か 69
(1) 編集される事実 69
(2) 心が生まれる瞬間 75
(3) 心の反応パターン 88
第三章 サマーディの光と影 99
(1) 在家のサマーディ 99
(2) サマタ瞑想とヴィパッサナー瞑想 100
(3) サマーディの衝撃 103
(4) サマーディとは何か 109
(5) 智慧が生まれるメカニズム 117
第四章 基本瞑想の実践マニュアル 125

（1）歩く瞑想の原理とラベリング　125
（2）歩く瞑想のやり方　150
（3）立つ瞑想　155
（4）座る瞑想　159

第五章　心を観る瞑想　173

（1）心が変わる　173
（2）肩こりが消えた　174
（3）深いレベルの自己理解　176
（4）四念住　178
（5）心の随観のやり方　180
（6）心の随観上達の秘訣　187

第六章　慈悲の瞑想　211

（1）サティと慈悲の両輪　211
（2）慈悲の瞑想のやり方　213

（3）なぜ「私」の幸せから？　222
（4）きらいな人たちの願いがかなうと……　223
（5）いつやればよいのか　224
（6）言葉を変えてもよい　227
（7）気づかないうちに変わる心　229
（8）慈悲の瞑想がもたらすもの　231

終章　心を完成させる十二の方法　235

（1）在家のための方法　235
（2）悪を回避する技術　237
（3）悪を克服する技術　248

あとがき　269

ブッダの瞑想法

ヴィパッサナー瞑想の理論と実践

序章　瞑想でどんな効果が得られるか

（1）ヴィパッサナー瞑想の素描

　まず、ヴィパッサナー瞑想を簡単にスケッチしてみましょう。すぐに実践したい方は、第四章に飛んでください。

　ヴィパッサナー瞑想は、原始仏教の瞑想法です。仏滅後五百年ほどで大乗仏教が勃興し、仏教は大きく二つの流れに分かれました。私たち日本人に馴染みの深い大乗仏教は、改革派に相当します。一方、原始仏教は上座仏教やテーラワーダ仏教とも呼ばれ、最初期からの教え（ダンマ）を今日に至るまでほぼ正確に守ってきた伝統派です。後者の修行法であるヴィパッサナー瞑想は、ブッダが悟りを開いた時に最終的に拠りどころにした瞑想法として、そのまま伝えられてきたものです。

「ヴィパッサナー（vipassanā）」という言葉は、「詳しく観察する」「さまざまなモードでよく観る」という意味のパーリ語です。「さまざまなモードで」とは、仏教の眼目である三法印《さんぽういん》（無常・苦・無我）の角度から存在の本質を観察するということです。「無常」の相から、「苦（ドゥッカ：dukkha）」の相から、「無我」の相から事象の本質を洞察し、その究極で涅槃に触れて解脱するという展開です。

この展開の中で涅槃に触れるためには「気づき→観察→洞察」というプロセスが不可欠になりますので、ヴィパッサナー瞑想は「観察の瞑想」もしくは「気づきの瞑想」とも呼ばれてきました。

一般に瞑想法は、ヴィパッサナー瞑想とサマタ瞑想の二つに大別されます。サマタ瞑想とは一点集中型の瞑想で、反復される言葉やイメージなどの瞑想対象に意識を集中し、最終的にはその対象と合一してしまうほどの深い統一状態を目指していく技法です。この主体と客体が融合してしまう究極の意識状態を「サマーディ（samādhi：三昧《さんまい》、禅定《ぜんじょう》）」と呼びます。当時はブッダ自身も、またブッダの直弟子たちも、まずサマタ瞑想を修し、サマーディを完成させてからヴィパッサナー瞑想にシフトする手順を踏むのが習わしでした。

しかし、サマーディを完成させることは大変難しいので、現代の多くのテーラワーダ仏教の寺では、最初からヴィパッサナー瞑想の本義である「現在の瞬間の事実に気づく」仕事に着手します。今、この瞬間に自分の心と体が何を経験しているかに気づき、ありのままに観察していくのです。一切の思考や判断を差し挟まずに、見たものを「見た」、聞いたものを「聞いた」、感じたものを「感じた」と一つ一つ内語《ないご》で言葉確認（ラベリング）しながら、純粋に事実だけに気づいていく……。この作業を「サティ（sati）」と言い、ヴィパッサナー瞑想はサティの訓練を中心に進めていきます。

なお、詳しくは後述しますが、ヴィパッサナー瞑想には二つのカテゴリーがあります。一つは、サティの技法による「気づきの瞑想」を指す狭義のヴィパッサナー。もう一つは、ヴィパッサナー・バーバナー（vipassanā bhāvanā）というパーリ語に相当するもので、サティをはじめ、戒やサマタ瞑想、徳を積む善行など諸々の行法をすべて包含する巨大なシステムです。この第二のヴィパッサナー瞑想は「清浄道《しょうじょうどう》（ヴィシュッディ・マッガ：visuddhi-magga）」とも呼ばれます。しかし通常は、「サティの瞑想」と同義でヴィパッサナー瞑想と言われますので、本書でもまずサティの技法を中心に、順次、清浄道という巨大なシステムに言及いたします。

さて、私たちの人生が苦しいものになってしまうのは、事実をありのままに見ないで、思い込みや自己中心的な妄想で編集した世界を心の中に作り出し、それに対して嫌悪や不安、欲望、執着などの不善なる反応を起こすからだと原始仏教は考えています。

一瞬一瞬のありのままの事実に気づくことによって（サティを入れることによって）、諸悪の根源である妄想の世界を捨てていくのがヴィパッサナー瞑想です。妄想を離れ、色眼鏡を外して、裸眼の観察でものごとの本質を洞察していくことが心を浄らかにしていく道であり、浄らかな心で正しく生きていくならば、人は必ず幸せなよい人生を生きることができると説かれております。

（2）瞑想の効果

ヴィパッサナー瞑想とはどんな瞑想なのかを詳しく説明する前に、この瞑想を実践すると、結果としてどんな効用があるのかを列挙することから始めてみましょう。瞑想の専門用語が出てきますが、第二章以降で詳しく説明されますので、ここでは軽く読み流してください。最初から細部に至るまで完璧に理解しようとするよりも、まず大ざっぱなイメージをつかんでから読み進めたほうが解りやすいと考えるからです。

瞑想は、いくら知的に理解したところで実習しなければ意味のないものです。レストランに入って詳しい説明や写真のついたメニューをいくら眺めても、実際に食べなければ意味がないのと同じです。ヴィパッサナー瞑想の方法は極めて科学的・実証的なので、よく分からないことを「信じさせる」要素はありません。正確に実習するかぎり危険要素はないので、ぜひ試していただきたいのです。

ブッダが説いたのは、哲学ではなく、ダンマ（dhamma：法、教理）の実践でした。原始仏教のダンマの実践とは、瞑想することであり、心をありのままに観察し、浄らかにしていく営みなのです。心が変わらなければ、人生は何も変わらず、苦（ドゥッカ）から解脱することもできません。

では、この瞑想には一体どんな効果やメリットがあるのでしょう。瞑想全般にさまざまな効用があるのですが、特にヴィパッサナー瞑想には多彩な効能が期待できます。その理由は、ヴィパッサナー瞑想は総合的瞑想として、気づきの要素、観察の要素、反応系の心の要素、サマタ瞑想の「一点集中」の要素までをも包含する、スケールの大きな構造を有していることに由来するものと思われます。

ヴィパッサナー瞑想の効果を三つに大別してみました。

☆**能力開発系**

＊頭の回転が速くなる

＊集中力がつく

＊記憶力がよくなる

＊分析力が磨かれる

＊決断力がつく

＊創造性が開発される

☆**経験事象の変化系**

＊現象の流れがよくなる

・トラブルが解消する

・人に優しくされる

・健康になる

☆**心の変化系**

＊苦を感じなくなる

＊怒らなくなる
＊不安がなくなる
・根本的に解決する
＊執着しなくなる
・静かに達観する

列挙した項目を、まず能力開発系の瞑想効果から見ていきましょう。

(3) 能力開発系

＊頭の回転が速くなる

「瞑想すると頭が良くなる」という印象は、ヴィパッサナー瞑想を始めてから特に顕著に感じられるものです。サマタ瞑想にも諸々の瞑想効果がありますが、頭の回転が速くなる印象の鮮烈さは、ヴィパッサナー瞑想に特有のものです。

毎年、タイやミャンマーなどで約三ヶ月間の集中瞑想をして帰ってくると、頭が良くなっていることに驚きました。帰国直後は、長い沈黙行の影響で左脳のエンジンがかからず、言葉が思うように出てこなくなります。ところが数日も経たないうちに、頭の回転が異様に速くなっているのに驚かされるのです。

論理的思考のプロセス抜きに瞬時にしてものごとが分かり、直観的なアイデアがいくらでも湧出してくるような感じでした。まわりくどくて、自分でも何を言っているのか分からないような人の話までよく理解でき、抱えている問題を耳にした瞬間、たちどころに対処法や対応策などの妙案が閃いたりするのです。人脳コンピューターのCPUがバージョンアップされ、処理速度が格段に速くなったような印象、あるいは左脳の論理回路と右脳のイメージ回路の切り換えが自動化されたような印象でした。

記憶データの読み出しが自在になったような感じも不思議でした。最新の記憶も、非常に古い過去の記憶も、とうの昔に忘却の彼方に消え去ったような瑣末な断片的記憶も、瞬時に読み出し可能なスタンバイ状態にあるような感じなのです。問題が提示された瞬間、すでに答えが閃いているような速さが特に感動的でした。

三ヶ月間、何をしていたかと言えば、クーティ（瞑想者用独居住宅）に籠りきって一日中誰にも会わず、新聞もテレビも一切の情報を遮断して、ただひたすらサティの訓練をしていただけなのです。毎年直前まで原稿を書き、妄想の嵐が吹き荒れているようなリトリート（一定期間の集中瞑想）入りでしたが、それからの三ヶ月間は完全に思考を止める訓練です。

考えごとが始まるや否やすぐにサティ（気づき）を入れて、まとまりのある思考の連鎖状態にしないのです。「思考」「雑念」「考えた」「妄想」……とラベリング（言葉確認）すると、思考はそこで中断され、ただ思考が浮かんだ事実に意識が向けられます。当然、考えごとは立ち消えになります。

カンが鈍く、直観が冴えない原因は、心が混乱しているからです。頭の中が妄想で充満していれば、対象認知も、記憶の検索も、データの統合も、判断も、最善手の選択も……、すべてのプロセスに雑音が入って、錯覚や情報の歪みや誤解が生じます。干渉が多いのだから、何よりも人脳コンピューターの速度自体が鈍化し、仕事率が悪くなります。

しかるに、頭の中で暴れ回っていた概念の嵐がシーンと鎮まった状態を、来る日も来る日も続けていくと、なぜか右脳のイメージ・タンク全体に再配置が起きるようなのです。貯えられた情報がきっちりと、自在に配列されて整っている……。無心の状態に近いので、外界から飛び込んでくる知覚情報に対して最適のデータが自動的に即応し、カンが冴え渡ってきます。いわゆる直観力が高められるのです。

これは、私だけの特殊な体験ではなく、十日間の瞑想合宿でも、ミニチュア版ながら同じ効果を感じる人もいます。

ヴィパッサナー瞑想には直観力を高め、頭を良くしてくれる素晴らしい効用があります。

＊集中力がつく

「頭が良い」とは、どういうことでしょうか。原始仏教の方法は分析論が特徴です。それに倣《なら》って、「頭が良い」とは集中力、記憶力、分析力、直観力、決断力、創造性などのファクターが自在に機能する意識状態と定義することもできるでしょう。それぞれの能力が優れていれば当然頭が良いことになります。瞑想によって、果たしてこれらのファクターは養われ、高められるでしょうか。

まず、集中力から見てみましょう。サマタ瞑想では、すべての注意を一点に集中させ、その究極の状態であるサマーディの完成を目指しますので、「瞑想」イコール「集中力の訓練」と言っても過言ではありません。サマタ瞑想については第三章で詳説しますので、今は概念的な瞑想対象を使って一点集中を極めていくものと考えておいてください。

心というものは散乱するのが基本傾向なので、自然放置すれば取りとめもない散漫な妄想や連想に流されていきます。その心を一点に集中させ、統一するためには、何らかの努力をしなければなりませんが、瞑想はまさにそのためのシステムです。瞑想対象を定め、すべての注意をその一点に注ぎ、妄想が多発しようが雑念の嵐に巻き込まれようが、必ず中心対象に帰還する作業を繰り返すことで、集中力は確実に養われていきます。

例えば、典型的なサマタ瞑想のやり方で集中力を特訓し、甲子園で準優勝をした高校の野球部員がいます。それは「残像集中法」というものでした。

練習前、選手たちは残像カードと呼ばれるものを見つめて目を閉じ、まぶたの裏の残像に意識を集中し、できるだけクリアーにヴィジュアライズ（視覚化）する訓練を繰り返しました。集中力が切れた時に決まってミスが出るのは経験上分かっていたので、試合中でも、集中が途切れそうになると、カードの代用の小さなシールを見つめ、残像を想起することで再び集中力を高めたといいます。その結果、甲子園での準優勝に輝いたのですが、部員たちは、勉強の前にも「残像集中法」で集中力を高めると、教科書の呑み込みが早くなり全然違う、と述懐しています。

これは、瞑想が能力開発に活用された好個の事例と言えるでしょう。集中力を高めるのは、瞑想が最も得意とするところです。しかしヴィジュアライズの方法は視覚型の人には適していますが、苦手な人もいます。その場合には、音や感覚など他の瞑想対象でもかまいません。一点集中を高めることが目的ですから、例えば、呼吸の数を数えたり、短い音節の言葉を繰り返したり、単純な動作を反復しながら至高概念に集中したりするなど、さまざまな瞑想対象があります。

一方、観察の瞑想であるヴィパッサナーは、サマタ瞑想ほど集中に特化しているわけではありません。しかし設定した中心対象に意識を絞り込んで気づき（サティ）を持続させていくので、毎日サティの訓練をするだけで自動的に集中力が養われていきます。

こんな事例があります。ワープロの検定試験を受験しようとしていた二十歳の女性が、毎日一〇分間以上のヴィパッサナー瞑想を始めて一週間が経ちました。それまで一分間に二百数十文字しか打てなかったのに、一週間後には二倍近い四百文字弱がひとりでに打てるようになっていたのです。入力文字数を増やすための訓練はまったく何もしていなかったので、「ヴィパッサナーって、集中力がつくものなんですか」とビックリしていました。

サマタ瞑想では、散乱する心を力業でねじ伏せて一点に集中していく傾向がありますが、ヴィパッサナー瞑想では、中心対象から意識が外れた時にも「雑念」「音（外部の）」「イライラしている」などとラベリング（言葉確認）して、その時の状態を自覚していきます。

このように、常に自分の心と身体の状態に気づく仕事なので、当然自己理解が深まり、集中を妨げている心の妨害要因を取り除くことにもつながります。なぜ集中できないのかその原因まで究明できるので、ヴィパッサナー瞑想はより根本的な方法と言えるでしょう。

＊記憶力がよくなる

瞑想と記憶力の関係はどうでしょうか。結論から先に言うと、瞑想によって集中力が高められると、記憶力は格段によくなります。それは、集中力が記憶の第一段階である「記銘」の質を高めるからです。「記銘」とは、経験した事柄や学習したデータを記憶として脳に焼きつけることです。

記憶は「記銘→保持→再生」という三つの段階に分けて考えられています。「覚える（記憶のインプット）」→「覚えておく（記憶データの保存）」→「想い出す（保存記憶の再生）」の三つです。記銘する瞬間の集中がよければ、それだけ情報が強烈にインプットされるので、記憶に刻み込まれる度合いが高まるのです。

例えば、記銘力を比較するこんな心理実験があります。

被験者をA、B二つのグループに分け、タワシ・雨傘・ハサミ・急須・ノコギリ・手袋など、十五個の画像を見せます。眺める時間は両者とも四五秒間ですが、被験者Aグループは全体凝視型で、一つのパネルにすべての画像が描かれたものをジーッと凝視させて一度に記憶してもらいます。

被験者Bグループは個別記憶型で、画像を十五枚のカードに分けて一個につき三秒間、スライドを次々と速射するように、矢つぎばやに見せて記憶してもらいます。

一時間後、何個思い出せるかを比較すると、結果は、Aグループ七個、Bグループ十二個でした。個別記憶型の圧勝です。これで分かることは、瞬間的に一つの対象に集中したほうが、印象が強く刻まれ、記銘力がアップするということです。全体凝視型は、注意が分散されるので連想や思考が混入しやすく、集中を妨げる傾向があります。

記銘のポイントは、覚える対象にいかに鋭い注意が向けられるかです。瞑想で集中力が養われると、「注意が一点に絞り込まれる↓情報のインプットが強化される↓記憶力が増大する……」という流れが自然に形成されていくでしょう。

集中力と記憶力は、どのタイプの瞑想によっても向上するでしょう。しかし、こと記憶力に関しては、ヴィパッサナー瞑想のサティの技術が際立っています。ポイントは三つあります。

一つ目は、上述の集中力が記憶を強化する流れです。現在の瞬間に徹底して集中するサティの基本技術は、記憶力を確実に増大させるでしょう。サティ（sati）はパーリ語ですが、英語ではマインドフルネス（注意深さ、心に留めて忘れないこと）と訳されるのが一般的です。一瞬一瞬に注意を注ぐ訓練は、自動的に記憶力を養っているのです。

一例を挙げると、落ちこぼれのクラスに振り分けられ、自信を失っていた受験生にヴィパッサナー瞑想を教えたことがありました。彼は、厳密なサティは一日にせいぜい一〇分間程度しかやれませんでしたが、日常生活の中で極力サティを入れるように努めました。自転車のペダルを漕ぎながら、トイレに向かって廊下を歩きながら、ウォークマンで次の英単語が聞こえてくるわずかなポーズでもサティを入れる……といった按配でした。

理系だったので日本史などに苦手意識がありましたが、すぐに記憶力が異常によくなったことに気づき、年号などが面白いように覚えられるようになったと驚喜する報告が届きました。彼は高校二年の夏からヴィパッサナー瞑想を始め、次の期末試験では成績が急上昇し、その後、右肩上がりで一直線に伸び続け、最終的に東大には惜しくも不合格でしたが、早稲田、慶応、上智の理工学部にすべて合格することができました。ヴィパッサナー瞑想を人に教え始めて間もない頃だったので、私自身がその威力に驚いたケースでした。

二つ目は、サティのダブルクリック（二度打ち）効果です。ヴィパッサナー瞑想では一瞬一瞬知覚するものを「見た」「聞いた」「感じた」「思った」……と言葉確認（ラベリング）していくので、印象が続けざまに二度記憶に叩き込まれるのです。知覚する瞬間の集中と、確認する瞬間の集中とが、相乗効果を発揮すると言ってもよいでしょう。繰り返しや復唱が記憶を強化するのは周知の事実で、心理学では「リハーサル効果」と呼ばれます。同じ情報が重ねてインプットされるのですから、記憶に残る率が高まるのは当然です。

「ドア、よし！」「信号、よし！」と行為の直後に復唱する鉄道マンなどの「指差し確認」はこの応用例であり、サティに通じるものがあります。ヴィパッサナーの日常のサティでは、もっと詳細に「（鍵穴に鍵を）入れた」→「回した」→「抜いた」、あるいは「（ガスの元栓を）見た」→「（手を）伸ばした」→「ひねった」→「（手を）もどした」と確認していきます。反復学習は記憶を強化する最も基本的な方法ですが、サティのダブルクリックは即座の反復を連続させていく技術と言ってもよいでしょう。

三つ目のポイントは、サティの技術が一瞬一瞬の認知を正確にする点です。サティは、思い込みや先入観を排除して、ありのままの事実に気づく瞑想です。当然の結果として、見る、聞く、触れる……の知覚が正確になり、記憶の質が高められます。よく分からない曖昧なものは記憶に残りづらいし、理解できないことは覚えられません。鮮明な印象で記憶に保存されるためには、明瞭に理解されたもの、認識が確定したもののほうが有利です。情報が記憶されていく過程で、ラベリングによる言葉確認が重要な役割をになっているのです。

「見た」「聞いた」「匂った」「感じた」……と一瞬一瞬の知覚を言語化していくサティの技術（ラベリング）は、認識を確定し、記憶力を著しく高める秘訣なのです。

サティの語源には「記憶」という意味があります。サティを入れると記憶力がよくなるという経験則からのネーミングであろうと思われます。ここでは、①集中の効果、②ダブルクリック（二度打ち）効果、③認識確定効果に分けて説明しましたが、ヴィパッサナー瞑想の基本技術がそのまま記憶力を養う特訓にもなるのは驚嘆に値します。

＊分析力が磨かれる

分析力は、「頭の良さ」に不可欠のファクターです。ものごとを理解する時には、対象を要素に分けて捉える分析力が瞬間的に働いています。もし働かなければ、分析できない→分けられない→わけが分からない→理解できない→頭が悪い……ということになるでしょう。「そういうことか」と理解し納得するまでには、たとえ時間は短くても、ものごとを構成している要素や因果関係がつかめて、ことの成り立ちや筋道がはっきりしてくるプロセスが必ずあります。その分析力を鍛えることが、理解力や呑み込みの速さを向上させる訓練になるのです。

原始仏教の方法の特色は、ものごとを構成因子に分解し、その一つ一つの本質を洞察していく「分析論」です。それに基づくヴィパッサナー瞑想も、一瞬一瞬の経験を個々別々に分析的に確認していきます。

例えば、「カア、カア」と鳴き声が聞こえ、前方を見上げると、カラスが飛んでいくのが見えたとします。普通の人は〈お、カラスだ〉と思うだけで気にも留めないでしょう。

カラスが鳴く。その音声が聞こえる。姿を目撃する。カラスだと思う……。これだけの経験ですが、ヴィパッサナーの瞑想者は、サティを入れて分析的に気づいていきます。「音」↓「イメージ（カラスかなと思った瞬間に浮かんだ）」↓「（前方上空を）見た」↓「（やはりカラスだ）と思った」……と、一つ一つラベリングしながら言葉確認していくのです。（注意：文中、ラベリングの「 」内の（ ）は情況説明、（ ）は思考の内容を指し、どちらも中の言葉を言わずにラベリングします。）

音声を聞いた事実、瞬間的にカラスの映像が浮かんだ事実、目撃した事実、やはりそうであったかと判断した事実……。心が次々と経験していく事実を分節に区切って気づくことで、思考がまとめ上げる妄想や概念の世界を除去するのがヴィパッサナー瞑想です。事実と妄想を識別しないと、欲望や嫌悪などの煩悩が暴れ出して私たちの人生を苦しいものにしてしまうからです。

このように、認知のプロセスに沿って分析的に気づく習練を積んでいくと、心の動きや心理的な現象も分析的に捉えられるようになり、自己理解を深めていくことができます。

例えば、呼吸にともなう腹部の動きに注意を向けて「膨らみ」「縮み」とラベリングしながら、座る瞑想をしていた方がいます。途中で湧き起こる雑念に「思考」「妄想」とサティを入れていたのですが、なかなか雑念が鎮まらないので、心をよく観ようと集中しました。注意を絞り込んでよく視ると、たんなる雑念ではなく、微かに嫌悪感をともなっているのが分かりました。そこで「イライラしている」とラベリングし、「イメージ（部下の顔）」→「批判している」と心を随観していきました。さらに、「自分のやり方に従わせようとしている」→「（自分の方法に）執着している」→「攻撃性」→「（絶対に負けたくない）と思った」→「悲しみ」→「屈辱の感覚」→「あの事件（バカにされ、激しく傷ついた）」→「劣等感」……と展開していきました。

実際のラベリングは、この途中に「膨らみ」「縮み」「音」「背中の緊張」など、心の現象以外の確認も多かったのですが、心が究明されていった流れを直線で結ぶと、このような具合でした。ここで最も中心的な働きをしていたのは、言うまでもなく「分析力」です。これはヴィパッサナー瞑想に特有のファクターで「択法（ダンマヴィチャヤ：dhamma-vicaya）」と呼ばれるものですが、サティの技術が、自分の心の深層まで洞察し、自己理解や自己変革につながっていくものになる好個の事例と言えるでしょう。詳しくは、第五章の「心を観る瞑想」で説明します。

その他にも、一瞬一瞬の知覚対象を、（眼で）見た、（耳で）聞いた、（鼻で）嗅いだ、（舌で）味わった、（身体で）感じた、（心で）思った……と仕分けることによって、入力情報と六門（情報をキャッチする眼・耳・鼻・舌などの感覚受容器）と意識の接触以外に何も存在していないことを検証する分析の方向もあります。「見ているのは私」「聞いているのは私」……と、経験の主体がエゴであるかのような錯覚を崩すためです。事実を分析的に観察していくことが、仏教本来の無我論を実証する方法なのです。

ヴィパッサナー瞑想はものごとを分析的に観ていく特訓であり、その結果、自動的に頭が良くなるという効用が期待できるものです。

＊決断力がつく

頭の悪い人には、手の込んだ詐欺や大がかりな現金強奪を成功させることはできません。悪事を計画し実行する時にも、集中力や記憶力、分析力などが発揮されれば、首尾よく犯罪を成功させることができるでしょう。しかし、たとえ法律の裁きは免れようとも、カルマの法則上、いつか必ずその報いを受けて不幸になるのは間違いありません。天網《てんもう》恢々《かいかい》、疎《そ》にして漏らさず。悪事を犯した者は決して天罰を逃れることはできない、と私たちは経験則から知っているのです。目先の利益がどれほど得られようとも、正しい方向に発揮されない能力は、かえって災いになるということです。

本当の「頭の良さ」には、人を幸せにし、自分にも幸福をもたらすような、正しい判断能力や決断力がともなわなければなりません。正しい決断が下される時に不可欠なのは、正確な現状認識と正しい判断基軸の確立です。まず現状を正しく把握しなければ判断の下しようがありません。たとえ正しく捉えることができても、それに対応する判断基準がデタラメだったなら、愚かな決断を下すことになるでしょう。正確にものが見えていること。正しい判断を下す智慧があること。その両者が備わった時に、最高の決断力が発揮されるのです。そしてこの二点を養うことができる瞑想システムが、ヴィパッサナー瞑想なのです。

これまで述べてきたように、「正確な現状認識」はヴィパッサナー瞑想の最大の特長の一つです。一瞬一瞬の認知を正確にするサティの訓練を続けることが、決断力を養うことに直結しています。ラベリング一つを取ってみても、知覚した瞬間に適切な言葉を即断即決しなければたちまち物音が聞こえ、思考が浮かび、身体感覚を感じ……と、次の事象が押し寄せてきて収拾がつかなくなります。一瞬一瞬が決断力の訓練のようなものです。

二番目のポイントである「正しい判断基軸の確立」は、ここでは仏教的価値観を拠りどころにすることとです。ヴィパッサナー瞑想では、瞑想を始める前提として、倫理的にきれいに生きていることが必須条件なのです。具体的には、戒を守り、悪を避け、善をなすことが、ヴィパッサナー瞑想者の行動レベルでの規範となります。

悪いことをすれば、悪い連想が起きやすく、微かでも自責の念や罪悪感が自分を苦しめるでしょう。それを意識したくなければ無意識のうちに抑圧することになり、何となく後味が悪く、心が乱れて統一するのが難しくなるのです。よい瞑想をしたければ、よい瞑想ができる条件を整えることです。落ち着いた心で集中しやすくなるように、言動レベルで正しく生活し、きれいに生きることが瞑想の秘訣です。そのような生き方を選ぶと、判断基軸が明確となるので迷いがなくなり、決断力がつくのです。

したがって、ヴィパッサナー瞑想を本格的に行なうことは、仏教の倫理的基準をしっかり受け容れることに通じています。財布を拾っても、届けようかネコババしようか……と、ためらうことがなくなります。「与えられていないものは取らない。盗まない」という戒を守っている人には、一瞬のためらいもなく即断即決できるのです。どのような事態に遭遇しても、判断基軸が明快なので、対象認知が正確でありさえすれば、見事な決断力が発揮されるでしょう。

*創造性が開発される

創造力は、数ある能力の中でも最も高度な頭の良さが要求されるものです。それは、集中力や記憶力、分析力、想像力、直観力など、諸々の能力が動員される総合力だからです。

創造力を妨げるものは、固定観念です。固定観念とは、既存の発想やものの見方に固執している意識です。「ああ、それなら知っているよ」「そんなことは分かっている」……と、人は、頭の中の物差しで眼前の対象を判断し、捉えようとしがちです。最初から一定のものの見方（パラダイム）で待ち構えているのですから、「あるがままに」対象を捉えることもできないし、斬新なものが生まれることもないでしょう。過去の経験や知識なしには新しい創造もありえないのですが、いったん心を空っぽにしないと、従来の発想パターンや情報のまとめ方から脱け出すことはできません。

今まで存在しなかったまったく新しい表現や秩序が創り出される時には、蓄積された情報が思いも寄らない発想で組み合わされ、加工され、類似性の強いものに転移し、変形し、出現した形象にさらに分析が施され、修正され、まとめられ……と、複雑なプロセスが高速度で展開しています。この時の重要なポイントは、「豊富な情報の仕込み」と「事前に考え抜くこと」、「リラックスすること」、「心を空白にすること」です。これはヒラメキや直観が出現する条件と同じですが、創造に一番大事なのは直観力でしょう。

天才の誉れ高い某棋士は、着手の決め方を問われ、「良さそうな手が最初に浮かび、後でその手が成立するかどうかを読む」と答えています。まず最初に直観が閃き、それが正しいかどうかを後から論理で検証する、というプロセスなのです。それを裏づけるように、名人が局面を読む時、脳の働きが凡人とは違う動きをしていることを脳波計で観測した報告があります。

将棋対局中に活性化する脳の部位を、名人とアマチュア棋士で比較すると、アマチュアは論理を司る左脳、特に言語を扱う領域周辺が活性化します。それに対して名人は言語領域の働きがむしろ抑制され、直観を司る右脳の視覚野が最も活発に働くといいます。さらに、名人が過去の対局の棋譜を思い出す時、脳波の周波数が安静時より下がることも観察されています。

知的操作でデータを取り扱うやり方からだけでは、真の独創性は生まれません。言葉や論理的思考の干渉が直観を妨げているのですから、左脳の働きを抑制することが望ましいのです。思考を止め、右脳に貯えられた全記憶データの中から最適の情報がヒラメキ出て瞬時に変容するのを待っている状態が、「心を空っぽにする」ことです。とことん考え抜き、一度その問題を忘れ、リラックスすると、独創的な直観が閃きやすい、と言われる所以です。

いつでも雑念や妄想に振り回されている私たちに、どうしたらそのような環境設定ができるのか。そこに瞑想の技術があります。どのようなタイプの瞑想も必ず心を落ち着かせ、リラックス状態を出現させてくれるでしょう。しかしサマタ系の瞑想では、一点集中を極めようとひたすら瞑想対象に没入していくので、リラックス状態や心の空白状態がそのまま固定されてしまう傾向があります。創造性開発が必要な仕事にとっては、現実感覚が明敏に研ぎ澄まされていくヴィパッサナー瞑想の心の鎮まり方のほうがはるかに有効でしょう。リラックスした深い安らぎの中で、必要な瞬間にいつでも頭が鋭敏に働く意識状態は、創造力が働く最高の状態だからです。

(4) 経験事象の変化系

＊現象の流れがよくなる

ヴィパッサナー瞑想を本格的に始めると、個人の内部に諸々の変化が起きてくるだけではなく、個人を取り巻く環境にも変化が現れます。人に優しくされたり、不快現象が立ち消えになったり、なぜか円滑な好ましい現象が増えてくるのです。

暗い心で生きていれば間の悪い不快なことが起きがちになり、明るい心になると人との出会いやつき合いも楽しいものに変わってくることは誰でも知っています。怒りっぽい人、批判ばかりしている人が「怒り」「嫌悪」「批判しようとしている」とサティを入れることができれば、そのまま立ち消えになるし、サティの力が強くなってくれば未然に防ぐこともできるでしょう。怒りと批判で絶えず顰蹙《ひんしゅく》を買っていた人の言動が改まるのですから、当然、ことの展開も周囲の反応も変化してきます。

仏教では、私たちが経験する事象は、心で作られた原因エネルギーが縁に触れて現象化したものと考えています。どのような事象も、悪いことをすれば悪い結果、善いことをすれば善い結果が現れるというカルマの法則に貫かれていると捉えるのです。詳しくは後述しますが、ここでは、心のエネルギーは現象の流れを好転させもするし、暗転もさせるのだという仏教的な考え方を心に留めておいてください。

瞑想の基本である一点集中の訓練や気づきの訓練は、心を大きく変化させ、その結果、現象の流れを左右していきます。しかしそれよりもはるかに強力なのは、ヴィパッサナー瞑想の大前提である倫理的行動規範（五戒）の受け容れです。よい瞑想をするためには、心を浄らかな状態に管理しておくことが必須の条件なので、原始仏教ではことのほか「戒」が強調されます。毎日暴力をふるったり、盗んだり、あるいは暴言を吐き、嘘をつき、激しい怒りや憎しみに駆られていたのでは、心を静かに統一することなど不可能です。それではとても瞑想にならないのです。

まず五つの戒を守ることから、瞑想修行を始めるのが原則です。「戒・定・慧」の三学と呼ばれる原始仏教の修行システムです。五戒とは次の五つです。

①不殺生戒。②不偸盗戒《ふちゅうとうかい》（盗まない）。③不邪淫戒（不倫をしない）。④不妄語戒（嘘をつ

かない）。⑤不飲酒戒《ふおんじゅかい》（酒や麻薬など酩酊させるものを摂らない）。
戒を守ろうとする意志のエネルギーはカルマを形成するので、未来に経験する事象が大きく左右されていきます。平気で嘘をつき、だましたり、裏切ったり、詐欺したりしている者と、絶対に欺かないと誓って、冗談にも偽りを言わず、真実のみを語っている嘘をつかない者が、未来に同じ結果を受けるとしたら理に合わないでしょう。

　人が何をしようとも、その報いが自分に起るのを見る。善いことを行なった人は良い報いを見、悪いことを行なった人は悪い報いを見る。（『ウダーナヴァルガ』〈中村元訳『ブッダの真理のことば・感興のことば』岩波文庫、二五三ページ〉）

幸福な円滑現象の続く人生を誰もが望んでいます。それは偶然に支配されるのではなく、努力によってきれいに設計できるものなのです。瞑想によって心が変化する以上に、瞑想の前提である戒を受け容れ、守ろうとする心のエネルギーがカルマを動かし、現象の流れを決定的に変えていくのです。

五戒を守っているかぎり、心に何のやましさも後ろめたさも発生することはなく、晴れ晴れとした心で生きることができるでしょう。心が安定していればストレスで胃に穴が開くこともなく、健康は自ずからともなってくるものです。健康で心が安定していれば、人に優しくすることができます。自己完結した人から発せられる慈悲の波動は本物なので、鏡に映したように人に優しくされるだろうし、諸々のトラブルが減少し、苦のない人生を生きることができるでしょう。

（5）心の変化系

＊苦を感じなくなる

カルマがよくなれば楽しい幸福な経験が増えてくるようになるでしょう。現象世界の原因と結果の関係を正しく理解し、その法則性に則った行動原理で生きていけば、未来は望むように設計することができるのです。悪を避けて善をなす方向にエネルギーを放つことが、苦のない幸福な人生を開くキーポイントです。

悪を避けて善をなす決意を貫いていくかぎり、必ず流れが変わってきます。新しい善いカルマが実を結び始めるまで、不快なことが起きても平然と見送って、怒りや怨みなどの悪い反応を起こさないことです。

では、どうしたら不快な現象に反応しないで、心を静かに保つことができるでしょうか。その最も有効な方法の一つが、ヴィパッサナー瞑想なのです。眼に何かが触れた瞬間「見た」、耳に音が聞こえた瞬間「聞いた」、匂いが鼻をついた瞬間「匂った」、体に何かが接触した瞬間「触れた」……とサティを入れて、その後に続く思考の流れを止めてしまえば、心は反応を起こしません。現象を確認する意識だけで終わってしまうのです。また、たとえ怒りの反応が起きてしまっても、「怒り」とサティを入れて対象化すれば後続が断たれ、怒りを立ち消えにすることができるのです。どのような事象が起きようとも、決して心が乱れない「不動心」の境地というものは、このようなやり方をしないと得られないでしょう。

何ごとも所詮この世のことであり、無常に変滅していくものである……と達観して、無執着を目指していくのが仏教です。欲望の原因も怒りの原因も、人が経験しなければならない苦（ドゥッカ）の根本原因というものは、外部の現象に由来するのではなく、心に形成される概念の世界から発生してくるのです。具体的には「渇愛（タンハー：taṇhā）」と呼ばれる執われの心です。心の状態が根本原因であるがゆえに、その「渇愛」を滅ぼせば、一切の苦を超克する悟りの境地も実現可能なのです。

飢餓難民となって水しか飲めない日が続いている人も、さまざまな病気が治ると期待して断食を始めた人も、エネルギーの乏しくなった体の状態はまったく同じです。しかし同じ状態から、一方は恐怖と絶望のどん底で苦しみ、他方は病気が治って幸福になれる希望に満ちて頑張っています。

心次第、認識次第ですべてが一変してしまうのですから、ただあるがままの事実に気づいて思考を止め、妄想を離れてしまえば、幸福も不幸もともに超えられた無執着の境地があるのです。究極的には悟りの心に達した時にすべての苦しみが終滅するのですが、そこに到達するまでの過程でさまざまな瞑想効果が得られ、段階的に心は苦しみから解放されていきます。

不快な現象が起きているのに、まったく苦を感じないで淡々と対応しながら静かな心で生きていくことができる……。

これこそヴィパッサナー瞑想の最大の効果です。

＊怒らなくなる

人の心のシステムは、喜びよりも怒りのほうが素早く反応するように設計されています。対象を嫌う心や恐怖心は、危険回避と生命維持に直結しているので起ち上がりが速いのです。人のタイプにもよりますが、欲しいものが手に入らない欲望系の苦しみよりも、嫌悪や怒りに苦しむほうが多いのではないでしょうか。朝起きてから夜寝るまで、微かにでも嫌悪の心が発生した瞬間をカウントしていくと一体どのくらいの数になるでしょうか……。実際にやってみた人がいますが、そのあまりの厖大さに圧倒されてしまいました。誰もが苦しんでいるそのような怒りと嫌悪の心が、瞑想によって解放されるとしたなら画期的なことです。

ヴィパッサナー瞑想を訓練していくと、一時的に怒りの心を鎮めるのではなく、怒りを根本的になくしていくことができます。この瞑想の大きな効果の一つです。美食グルメやカラオケ、格闘技観戦などでも怒りを忘れることができますが、心が変わらなければまた蒸し返されてくるでしょう。世間では、娯楽や快楽を求めて気分転換することばかりで、問題の根本解決を講じることは少ないようです。

怒りの反応を起こしてしまう心を構造改革するために、ヴィパッサナー瞑想には三つのポイントがあります。

まず第一のポイントは、サティを入れることです。怒っている瞬間には、「自分は今、怒っている」「怒りの状態にある」という自覚はありません。ただ怒りの内容に巻き込まれて激高しているだけです。「その態度はなんだ」「人の顔に泥を塗る気か」「何回同じことを言わせるのだ」等々、思考が駆けめぐって怒りの炎が燃え盛るのです。したがって、その思考を停止させれば怒りは続けられなくなるし、そもそも妄想しなければいきなり怒り出すこともなかったのです。

サティが入ればその瞬間に思考の流れが断ち切られ、劇的に怒りはストップします。怒りがたんに消えるだけではなく、「現在の状態を対象化する」「今の自分の状態を客観視する」というサティの基本的特性ゆえに、怒りを発した自分に対する自覚や自己理解が深まり、やがて怒りそのものが乗り超えられていく遠因になるのです。

第二のポイントは、ヴィパッサナー瞑想の土台である「戒」の受け容れが怒りを減少させるということです。仏教では不殺生戒を守ることからスタートして、怒りや暴力系の心で反応しないことを目標にしています。怒りを容認しないという決意は、怒りが発動しなくなる上で極めて重要なファクターです。戒の抑止力によって、反応する心が変化していきます。

第三のポイントは、ヴィパッサナー瞑想の一部門である「慈悲の瞑想」の訓練結果です。第六章で詳説しますが、怒りの対抗思念である「慈悲」の心を成長させることによって、怒りは確実に減少していきます。

後述する「心の落ち着き」「受容的になり、こだわらなくなる」「執着が減少する」という要素も、怒りをなくしていくのに大きな役割を果たしています。

＊不安がなくなる

心が安らいで静かなリラックス状態が得られるのは、すべての瞑想に共通の成果と言ってよいでしょう。どんな瞑想にも、雑念や妄想を止め、乱れた心を鎮める働きがあるからです。特に、ネガティブな妄想が引き起こす心配や不安、劣等感、嫌悪、怯えなどが一掃された解放感、スッキリ感は素晴らしいものです。ストレスの多い現代人には、これだけでも瞑想を試みる価値があるでしょう。

しかし、限界もあります。この安らぎは、瞑想の力で悩み苦しみが一時的に遮断されている状態にすぎないからです。根の深くない小さな問題なら、遮断されている間に立ち消えになり、風化してしまうことも多々あります。けれども原因が深刻な問題は、遮断した蓋が外れれば必ず再浮上してくるでしょう。浮上しないように、強引に圧し込めることもできます。しかしそれでは、いわゆる抑圧の状態になるので、圧し込められたエネルギーが身体症状に現れたり、漠然とした緊張感や不安感、抑鬱感として苦しみを与えてくることになります。

一点集中型のサマタ瞑想では、このような問題に根本的な解決をつけるのが難しいのです。しかるにヴィパッサナー瞑想は、問題の所在をつまびらかにする観察の瞑想であり、自分自身を正確に客観視していく訓練でもあります。問題が明確になれば、わけの分からない不安な状態から解放され、自ずと答えも見えてくるものです。たとえ問題解決の妙案が浮かばなくても、情況が把握でき、ことの本質が理解されれば、それだけで心は落ち着いてくるし、不安が肥大して苦しむことはなくなります。詳しいやり方は、第五章の「心を観る瞑想」で説明しますが、一つだけ事例を挙げてみましょう。

ある人が座る瞑想をしていた時のことです。腹部感覚を中心対象に「膨らみ・縮み」とラベリングしていると、雑念が出てくるので「妄想」とサティを入れ、「膨らみ・縮み」にもどることを繰り返していました。同じような妄想が執拗に出てくるので、一歩踏み込んで「〈同情されたい〉と思った」「〈自分の気持ちを分かってもらえない〉と思った」とサティを入れるうちに、〈ああ、自分にはそういう気持ちがあったのか〉と瞬間的に納得するものがありました。するとそれだけで何かが解放され、スッキリしてしまったのです。自分自身でも掌握しきれていなかった心の状態がありのままに見えてきただけで、数日来モヤモヤしていたものが解消され、安定した瞑想に入れたのでした。

このように、ヴィパッサナー瞑想には、心に引っかかっている問題そのものを解決する力があります。気づきと観察が「理解」を生み出すからです。

この事例のように、現状を正確に理解するだけで終わってしまう問題もありますが、問題の根の深さによっては、さらにもう一歩踏み込まなければならないものもあります。例えば、なぜいつも同じようなパターンで人間関係がこじれるのか、その根本的な原因が「劣等感」や「嫉妬心」だと明らかになることは大発見ですが、気づいただけで「劣等感」

や「嫉妬心」が乗り超えられるものではありません。このような大物を完全に克服するためには、別件で心の反応パターンを組み替えていく訓練が必要になります。仏教には、そのためのメニューが体系的に用意されています。

ともあれ、病名が分からなければ治療の施しようがないのですから、自分の心の現状をありのままに知り、問題を発生させている原因を突き止めることができる瞑想は、試みるに値するものでしょう。

理解は智慧の第一歩です。現状を正しく理解すれば、不安は一掃され、心に安らぎが訪れます。「気づき→観察→洞察→理解→変容……」と成長していくヴィパッサナー瞑想の流れは、仏教の解脱の智慧が発現していく過程なのです。そのゴールには、一切の苦が滅ぼされた究極の安らぎの境地（涅槃）が待っています。

＊執着しなくなる

「こうでなければならない」「かくあるべし」と目標やノルマを設定し、達成できたか否かで勝ち負けや優劣の評価をつけるのが世間です。しかし、いつでも常に勝ち組をキープし続けることなど夢のまた夢、ありえないのです。あらゆるものが無常の法則に貫かれているのですから、チャンピオンをどれほど長く維持しても、いつか必ず敗退を余儀なくされる日が来ます。最強の雄ライオンが自分の群れに君臨できる期間はわずか三年。やがて若い雄ライオンに乗っ取られて敗者となり、負傷した雄が独りサバンナで生き残れる見込みは皆無です。敗北した者はコンプレックスの塊になって苦しみ、勝者もやがてその地位を失墜する苦しみから逃れられません。

目標達成型や目的遂行型の人生観で優勝劣敗の世界を競い合って生きるかぎり、人生は苦しいものになっていくでしょう。

ものごとに対して受容的になることが、苦のない人生を生きるための重要なポイントです。現象の世界を思いどおりにコントロールしようとするのではなく、心を変えるのです。心を変えれば、現象の意味はどのようにでも変化します。優劣や美醜を競い合う二元対立の価値観ではなく、あらゆる現象を等価に観る視座に立つことが、苦楽を同時に乗り超える道なのです。

ヴィパッサナー瞑想は、まさにそのための方法論と言ってよいでしょう。サティという技法は、一瞬一瞬、無差別平等にものごとを観る訓練なのです。眼や耳や鼻などの感覚器官に飛び込んでくる情報に対して、好悪や利害、美醜などの価値判断が働けば、たちまち妄想に巻き込まれてサティを入れることができなくなります。つまり、正しくサティを入れる努力が、一切の事象を等価に眺めて受容することに直結しているのです。

ヴィパッサナー瞑想にとっては、どんな出来事もただの認知対象にしかすぎません。こういう訓練をしていくと、ものごとにこだわらなくなり、いかなるものに対しても受容的になれるのです。あらゆる苦しみの元凶である「渇愛」を滅ぼしていくのが、ブッダの方法論です。一切の事象を見たままに止め、聞いたままに止め、思考されたままに止めていくことによって、心に無執着性を養い、すべての存在を静かに達観する境地に近づいていきます。

たとえ世界がこのままであっても、一切の苦しみが心の中で乗り超えられていく道……。

ではこれから、ヴィパッサナー瞑想の世界を詳しく見ていきましょう。

すぐに第四章以降へ飛び、瞑想を実践されても効果が得られます。ヴィパッサナー瞑想は非常に明快なシステムなので、正確に実践すれば必ず成果が得られるでしょう。

第一章　ヴィパッサナー瞑想の誕生

（1）瞑想の起源

ブッダが悟りを開くはるか以前から、瞑想には長い伝統がありました。それは、サマーディを基盤にしたサマタ瞑想の流れでした。

修行時代のブッダが二人の先達にサマタ瞑想の指導を仰いだことは歴史的事実として記録されています。しかし、そのサマタ瞑想の究極を極めつくしても、ブッダは悟ることができませんでした。そして最後に、誰の指導を受けることもなく、独り菩提樹の下で、ヴィパッサナー瞑想を試みて解脱しました。

あらゆる瞑想の中でも最も難易度の高い「洞察の瞑想」を、なぜブッダは誰の指導も受けずに創始することができたのでしょうか……。私の知るかぎり、どのような文献にも伝承にも、ブッダがこの瞑想に関する指導を先人から受けていた痕跡は見当たらないのです。のみならず、最古の経典の一つで「無師独悟」であったことをブッダ自身が述懐しています。

　われはすべてに打ち勝ち、すべてを知り、あらゆることがらに関して汚されていない。すべてを捨てて、愛欲は尽きたので、こころは解脱している。みずからさとったのであって、誰を〔師と〕呼ぼうか。(『ダンマパダ』〈中村元訳『ブッダの真理のことば・感興のことば』岩波文庫、五九ページ〉)

　誰からの指導も受けずに、ヴィパッサナー瞑想を正確に実践することがどれほど難しいことか。そのことを痛感してきた私には、なぜブッダはこのような偉業をたった独りでなし遂げることができたのか謎でした。

　しかし、ブッダの本当の偉大さは、ブッダが切り開いた悟りの境地に、誰でも同じように到達できることを、理論と実践法の両面から万人に明示したことでしょう。人類への遺産として示されたその道は、どのような成り立ちだったのでしょう。

　ヴィパッサナー瞑想の背景が何も分からないままに、修行していくのも心もとないので、実践に役立ちそうな角度から、簡単にヴィパッサナー瞑想の背景をたどっておきましょう。

＊最初の瞑想者は誰か?

人類は、いつ頃から瞑想を始めたのでしょうか。

どんな瞑想にも共通する「サマーディ」というファクターを手がかりに推測してみましょう。「サマーディ」とは、「集中」が極まっていった時に経験される主客未分の融合感覚です。瞑想する主体と瞑想対象とが融け合ったような合一感として体験されるのが通例です。

「高校生の時に、路傍の草を見つめているうちに、草と一体になるというより、突然、私がその草になってしまったのです!」

このような鮮烈なサマーディ体験がきっかけで、二十歳の若さで瞑想に目覚めた女性がいます。サマーディの合一感や忘我の感覚には、たんなる対象との同化や融合感覚を超えた「超越性」が直観されるので、おしゃれや買い物などよりも瞑想に神秘的な価値を見出すことになったのでしょう。私の知るかぎり、十代や二十代の女性で瞑想に熱心な方のほとんどが、同じような自然発生的なサマーディ体験から始まっています。

芸術的才能、身体能力、運動神経、知能や技能など、いずれの分野にも天賦の才能があるように、瞑想にも生まれついての才能や資質があるようです。非常に頭が良いのに瞑想の才能は凡庸な人は少なくありません。その逆の、瞑想はできるが頭が悪いという人は、私の知るかぎり、皆無でした。しかし、あまり才能がないように見えた人が毎日一〇分間以上のサティの訓練を黙々と続けていくうちに、ある日、突然、憑き物が落ちたように瞑想ができるようになったケースもあります。瞑想の才能というものは、いつ開花するのか予断を許さないものがあり、訓練をやり抜く意志があれば、誰にでもサマーディを体験する可能性が開かれています。人間には、本来的にサマーディを体験できるだけの脳構造が備わっているからです。

さて、人類はいつ頃から、サマーディの「合一感覚」や「超越性」を経験するようになったのでしょうか。つまり、瞑想という極めて高度な精神の営みを行なえるほどに脳が進化したのは、いつ頃なのでしょう。

まず、考えられるのは、シャーマニズムが出現した旧石器時代です。シャーマニズムは、トランス状態に入って神霊や精霊、死霊など超自然的存在と交わり、神意を伝え、預言を司るシャーマンや巫女が中心になった宗教形態です。未来予言・神の託宣・卜占・病気治療など、人類にとって切実な問題を解決するシステムとして、世界中のほとんどの民族が、ほぼ同型のものを有しています。

このシャーマンがトランスに入っていくまでの過程に、瞑想のプロセスに近似したものがないだろうか。忘我のトランス状態を形成している脳回路は、「サマーディ」もしくは「前サマーディ状態」の脳回路に似ているのではないだろうか……。

瞑想者と霊媒やシャーマンが同じだというのではありません。瞑想を正しく進めていくためには、自分で自分の心をコントロールしていく「自己制御能力」が不可欠です。しかし、どれほど知的でマインドフルな瞑想者も、サマーディに入る瞬間には、自己制御性が完全に消えて、対象と一つになってしまうのです。主体と客体の分離感が滅し、自意識の感覚も操作する意識も完全に消滅する瞬間の到来。この状態は、シャーマンのトランスとよく似ているのではないか。つまり、その瞬間には、同じような脳回路が形成されているのではないか、ということです。

サマーディに容易に入りやすいタイプの人には、「対象と同化しやすい」「一心不乱になりやすい」「ハマりやすい」傾向が見られます。「集中する要素」「対象と同化する要素」、現状を超越しようとする「超越志向的な要素」は、サマーディにもトランスにも共通項として働いているように思われます。

サマーディには程度や深浅によってさまざまなバリエーションがあるように、トランス状態も脱魂型と憑依型に大別され、憑依型はさらにいくつかのタイプに分かれます。自己意識をどのくらい保持したまま異界からの情報に注意を向けているか、自分を明け渡し憑依した霊にすべてを任せきる度合い、諸霊をコントロールする統御能力の発現度など、シャーマンの意識状態は、サマーディ感覚の程度や深浅に比例するものと捉えると、トランス状態がなぜいくつかのタイプに分かれるかを説明することができるかもしれません。

シャーマニズムの伝統は、日本を例に取ると、卑弥呼の昔から現代の沖縄の「ユタ」や恐山の「イタコ」にまでつながっています。しかし、たとえ伝統や系譜が途絶えたとしても、人類はすぐに同じものを再生産させてしまうでしょう。今日も、世界のどこかで、シャーマン型の教祖が新しい宗教を創り出しているかもしれないのです。

人類の脳に言語野が獲得されるや、各民族がそれぞれの文法と単語で言葉を話し始めました。ラテン語もゲルマン語も日本語もスワヒリ語も、どんな言語であっても、人の頭の中で文法の機能が働く時には、すべて「ブローカ野」という領域が活動することが知られています。そのように、瞑想ができる状態にまで人の脳が進化した時、その一つの表現形態として「シャーマニズム」が世界の至るところに登場し始めたものと考えられます。

＊宗教の起源

人類にとって最も原始的な宗教形態は、シャーマニズムに先行する「アニミズム（精霊崇拝)」だと言われます。万物万象の中にスピリチュアルなものが存在すると見て、例えば、巨木にしめ縄を張り、樹木の奥に潜む精霊に礼拝する……。こうした感覚は、概念を形成し想像する能力のない動物には無縁なものです。爬虫類や魚が精霊の存在を信じたり、神を畏怖することはありえません。

五感からの知覚情報を概念としてまとめ上げたり、共通の要素の本質を抽象したりする脳の働きがなければ、アニミズムも、アニミズムを集大成したシャーマニズムという宗教形態も創り出されることはなかったはずです。高度な知性を駆使して営まれる「宗教」というシステムを、なぜ人類は必要としたのでしょう。そして、宗教の起源と瞑想の起源は、どのように重なり合うのでしょうか。

*知性の爆発的進化

コンピューターでチンパンジーにさまざまな学習をさせる研究が進んでいますが、京都大学の松沢哲郎教授らの業績によって、チンパンジーには、知覚したものを概念化する立派な能力が備わっていることが明らかになってきています。赤い色を見れば、「赤」という文字のパネルにタッチして正解することができるし、その逆に最初に「黄」や「青」の文字を見せれば、即座に黄色や青の丸を示して正解できます。大小や数字の概念も正しく理解することができ、五本のボールペンを見せれば「5」のパネル、三人の人物像を見せれば「3」のパネルをタッチします。

このように、チンパンジーには概念やシンボルを把握する能力があり、記憶力も人間に匹敵するほどのものがあると言われますが、人間と同じように高度な思考を操ることはできません。ものごとを論理的に考えたり、物と物との因果関係を理解する能力は、人間に比べれば極めて貧弱なものです。例えば、アブラヤシの実を拾う。石の台座に置く。別の石で叩き割って、中の実を食べる……。道具を使用する知恵もせいぜいこの程度です。矢じりの石器や骨の釣り針を製作し火を使用した当時の人間の知性と比べても比較になりません。共通の祖先から枝分かれした両者の知性に大きな開きが生じたのは、なぜだったのでしょうか。それは、言語を駆使する能力の差に由来すると考えられます。

知覚したものを概念化するシステムを得たことによって、人類の脳の記憶容量は飛躍的に増大しました。しかし人間の知性が爆発的に進化したのは、優れた言語野が搭載され、言葉のインデックスによってイメージや概念を自由に操作する能力が獲得された時からでした。「赤」と言えば赤い色がイメージされ、「夕陽」と言えば夕焼けの太陽が浮かび、さらに「水平線の彼方」→「沈む」→「金色の波」……と続ければ、自分の頭の中だけではなく、相手の頭の中にも「真っ赤な夕陽が、水平線の彼方に沈み、あとには金色の波が燦めいている光景」が浮かび上がります。ジェーン・グドールが観測したチンパンジー言語の発生パターンがわずか三十四通りなのに比べ、人類のボキャブラリー数は驚くべきものです。

このように、言葉と論理を司る左脳と、イメージ記憶が貯えられている右脳が、二億本の脳梁で結ばれ、情報のやり取りが自在になった時こそ、人類の知的能力に革命的な進化がもたらされたのです。もし名前を一切つけずに、たくさんの重要ファイルをパソコンに保存してしまったら、どのように呼び出せばよいのか途方に暮れるでしょう。記憶データがいくら豊富でも、自在に読み出せる装置がなければ、知的活動を営むことはできないのです。優れた言語野が搭載され、豊かな言葉と文法の力を獲得したことによって、人類は、貯えた情報を自在にコントロールする知性の基盤を確立し、記憶の想起も、未来の想像や予測も、考察も、哲学的思索も、その他諸々の精神活動を深化させていったと考えられます。

言葉を司る脳の発達が、人類の抽象能力や論理的能力を飛躍的に進化させたのではないかと考えられる根拠を示しておきましょう。それは、失語症に陥った患者が、言語能力と同時に抽象能力をも喪失する事実です。例えば、優秀なアメリカ人物理学者の言語野（ウェルニッケ野）が損傷されるや、言葉がしゃべれなくなると同時に、数式も物理学の抽象的な概念もまったく理解できなくなり、「1＋1」の足し算がやっとできる程度になってしまったのです。概念が把握できるチンパンジーも、例えば、リンゴ三個＋リンゴ二個が五個という足し算はできても、リンゴ三個＋ミカン二個になると解答できません。

こうした事例から、言葉を司る脳が搭載されたことによって、抽象能力や論理的能力をはじめとする人類の知性が爆発的に進化したのではないかと推測されるのです。それはいつ頃だったのか。正確な時期はまだ特定されていませんが、イギリスの言語障害を持つ家系の遺伝子研究から、第七染色体に「FOXP2」という「言語遺伝子」が発見され、人類が複雑な言語能力を獲得した時期が推定されています。それによると、数万年前から十万年前の間、最大に見積もっても二十万年より前にさかのぼることはないと考えられています。

＊死を発見した人類

科学的年代の特定がいつになろうとも、確かなことは、現生人類ホモ・サピエンスがある時期に極めて高度な言語能力を獲得し、それがわれわれ現代人にまで引き継がれてきたということです。言葉という情報管理システムによって、思考能力が飛躍的に増大し、知性の爆発的な進化が始まりました。しかしまさにその知性が、好き勝手に妄想する能力ももたらし、人類は妄想から生み出されるありとあらゆるドゥッカ（苦）に苛まれることになったのです。

　最も深刻だったのは、やがて確実に訪れる「自分の死」を自覚してしまったことです。爬虫類や魚や昆虫たちは、常に直面した事実に反応するだけで、死を想定して怖れることも死者を悼むこともありません。考える力を持った人間だけが、「死」を発見し、「自分が死ぬことの確実性」と「死んだ後、どうなるのか」という不安を覚えたのです。

　どんな民族も霊魂や神の概念を考案し、死者を祀り、アニミズムやシャーマニズムをはじめとするさまざまな宗教のシステムを創り出してきました。その背景には、死の不安を解消しようとする止むに止まれぬ必然性があったからだと考えられます。人類が「死」の問題に直面した時こそ、宗教の起源であったと言ってよいでしょう。

　それから何万年の歳月が経過したのか、ヒマラヤ山麓の釈迦族の王子の心に芽生えたものは、やはり生存の苦しみであり、病み、老いる苦しみであり、「死」をいかに超克するかの苦悩でした。知性と妄想するシステムをセットで手に入れてしまった人類にとって、脳の認知構造が変わらないかぎり、死の不安とその超克は永遠のテーマであり続けるでしょう。

＊瞑想と宗教の融合

死の不安を乗り超えようとして「宗教」が機能する時、瞑想がどのように関与するかの一端は、シャーマニズムについて考察しながらすでに見てきました。宗教にとっても瞑想にとっても、最も重要なのは、「超越」のファクターです。この世的なものを超えて、現実を超越していくことこそ、瞑想と宗教の眼目です。一〇〇パーセント確実に訪れてくる死の現実は、現象世界の次元に立っているかぎり、克服しようがないのです。その限界を突破するために、超越的な存在と交わり、超自然的な力と同化する神秘的合一体験が求められ、宗教の根幹をなしてきました。サマーディの力を使った主客未分の合一状態の中で見たものが、この世の論理を超越する宗教世界の核となって、人々を導いてきたのが多くの宗教の歴史です。

宗教の核心部をなす「超越性」と「瞑想」はぴったりと一つに折り重なっていますが、人間の脳がいきなり瞑想可能の状態に進化したはずはありません。進化は常に段階的です。超越体験に関わる昂奮系と抑制系の脳神経学的構造や経路は、性的な絶頂感を形成するために進化してきたものであると考えている脳科学者たちがいます。

性的恍惚と神秘的合一体験がよく似た神経経路を利用していることも、その瞬間にドーパミンという快感ホルモンが大量に分泌されるのも確かなことでしょう。サマーディが至福のエクスタシー感覚であることは、経験した人なら誰もが認めることです。集中が極まり、主客が合一する感覚だけに限れば、サマーディと性的絶頂には等質性があります。これは、逆に言うと、サマーディという心のファクターだけでは真の「瞑想」になりえないことも示唆しています。

高次なものに向かって「超越」していく意識がまったくない、ただ集中が極みに達しただけの融合感や合一感覚では、たんなる忘我の状態や性的恍惚と変わりがなくなるでしょう。サマーディ感覚が「瞑想」に昇華されてきたのは、無限なもの、全能なもの、永遠なるものに向かって、今の状態が限りなく超えられていく感覚を、人類が必要としてきたからです。その根本にあったのは、存在が壊れていく怖れ、やがて必ず死が訪れてこの世から抹消されていく不安だったと考えられます。

サマーディの合一感覚に加えて、今の状態を超えようとする「超越」の要素が働かないかぎり、本物の「瞑想」とはいえません。二つのものが融合し主体と客体が合一する実感と、超越を志向する左脳の働きが協働し始めた時こそ、瞑想の起源であったと言ってよいでしょう。

（2）王宮を出るシッダールタ王子

＊総合的な瞑想システム

人類が瞑想の営みを始めて以来、瞑想の歴史は、瞑想対象と合一するためのサマーディの力を中心に、さまざまな呪術や宗教と関わりながら展開してきました。ところが紀元前五世紀、ブッダがインド北部の菩提樹の下で悟りを開いたのをきっかけに、画期的な瞑想システムが登場してきました。

サマーディという集中の要素だけではなく、現在の瞬間に気づく要素や、六門（眼《げん》・耳《に》・鼻《び》・舌《ぜつ》・身《しん》・意《い》）からの知覚対象を等価なものとして公平に眺める要素、気づいたものの本質を分析的に洞察する要素、心の反応パターンや行動プログラムを組み替える要素など、諸々のファクターを協働させながら智慧の発現を目指す新しい瞑想システムでした。一切の苦を超克するというこのヴィパッサナー瞑想を、ブッダはどのようにして創始し、人類への遺産として残すことができたのでしょう。

＊幸福を極めた王子

ことは、釈迦族の王子であったシッダールタが二十九歳の時に悟りを求めて王宮を後にし、出家遊行者として苦行と瞑想の修行に命を懸けたことから始まります。

世俗の誰もが憧れる幸福の頂点にいた王子が、そのすべてを投げ捨て、血のにじむような修行に身命を賭すことになったのには、王子という境遇が環境要因として大きく働いていたように思われます。もし市井の貧しい家の息子だったなら、上昇志向に駆り立てられて富を求め、権力を求め、快楽を求め、名誉を求めて、鼻先のニンジンを追う馬のように、不満足の生涯を終えていたかもしれません。

しかるに、この世の歓楽を極めた王子には、贅沢な消費生活も、権力の座に登りつめることも、芸術や美しい女性たちとの甘美な官能の世界も、所詮、虚しいものにすぎないと検証されていたのです。

まだ味わったことのない魅惑的なものには、必ず甘美な幻想がともない、渇愛が生まれます。求めていたものの実態や真相を目の当たりにしないうちは手放すことも、より高い次の段階の世界を志向することも難しいでしょう。王子という境遇は、悲惨な苦からの解脱ではなく、どのような快楽や幸福も変滅してしまう「無常の苦」の本質に眼を向けさせました。

宮殿の東門を出て、痛ましい老人の姿を目撃した王子の脳裏に浮かんだのは、「生まれた者に老衰がやってくるとすれば、生まれることは災いである」という感懐でした。同じ光景を見て、「こうなったらお終いだ。元気なうちに遊べるだけ遊んでおこう」と発想する人もいるでしょう。『聖求経』では「自分こそ死ぬ者で、同様に死を免れないのに、他人が死んだのを見ては、悩み、恥じ、嫌悪するであろう。このことはおのれにふさわしくない」と述懐しています。

原始仏教の「ドゥッカ（苦）」は、どうもよく解らない。夢を追い、幸福を追求して何が悪いのか。なぜ「一切皆苦」なのか……と、疑問に思う人も少なくありません。しかしそれは、甘美な妄想が欲望を生み出す構造や、達成された瞬間に崩れ始める幸福の一時性、ひいては万物万象の無常性などが検証されていない立場からの疑問のように思われます。

「この世のものはただ変滅するものである、と見て、在家にとどまっていてはならない」（『スッタニパータ』〈中村元訳『ブッダのことば』岩波文庫、一八一ページ〉）と、悟りへの道が指し示される背景には、「多く持てば持つほど幸せになれるのではないか」「強く、高く、昇りつめれば昇りつめるほど幸福度が上がるのではないか」というこの世の幸福原理の限界を知りつくしていた王子の洞察の智慧があったのです。限りない欲望の追求は、永遠の不満足性と無常のドゥッカ（苦）によって叩かれます。足ることを知らない快楽の追求は、刺戟のエスカレートという泥沼に堕ち込み、感覚が爛《ただ》れていくのです。

＊人生経験と瞑想

マハーナーマよ、わたくしがさとりを開くよりも以前に、まだ正覚に達していないで、求道者であったときに、次のように正しい知慧によって如実によく見通した。「欲望は楽しみの少ないものであり、苦しみ多く、悩み多く、そこには禍いがはなはだしい」ということを。（『小苦蘊経』〈中村元選集［決定版］第11巻『ゴータマ・ブッダI』春秋社、一五九ページ〉）

季節ごとに与えられた三つの宮殿に栴檀香を焚きしめ、最高級の衣服をまとい、美しい女性だけの伎楽に取り囲まれた生活は、私たち凡夫には夢のような憧れでしょう。しかるにシッダールタ王子は、望むままに欲しいものを手に入れ、意のままに快楽追求ができるどのような環境や情況も、必ず苦に終わるのを痛感していたのです。

病むことも、老いることも、死ぬこともドゥッカ（苦）である、と見るべきものを見てしまった王子には、存在そのものの根本苦を超克する道の発見しか、命を懸けるに値する仕事はなかったのです。こうして出離した王子は、やがて菩提樹の下で悟りを開き、ブッダとして一切皆苦の真理を説き、そのドゥッカ（苦）からの解脱を説くことになりました。

ヴィパッサナー瞑想は、たんなる瞑想テクニックではなく、仏教のダンマの本質を体得するための技法です。悟りの智慧は瞑想の力に支えられ、瞑想の力は倫理的に正しく生きる戒の力に支えられると、ブッダは「戒・定・慧の三学」を生涯にわたって説き続けました。坐禅を組んで、サマーディに没入するだけが瞑想ではなく、一瞬一瞬の人生を正しく生きる努力が、瞑想の第一歩なのです。

王宮で過ごした人生経験、思索、先達の指導、命懸けの苦行と試行錯誤、瞑想修行の内的体験、観察された事象等々が結晶して生まれてきたヴィパッサナー瞑想。この心をきれいにする営みをすべて包含する総合的な瞑想システムが出現したことによって、サマーディに特化した旧来の瞑想の概念が大きく塗り替えられたのでした。

(3) ブッダの悟りの方法

出家したブッダが最初に指導を仰いだアーラーラ・カーラーマとウッダカ・ラーマプッタは、無念無想の「無色界禅」の指導者で、アーラーラは「無所有処定《むしょうしょじょう》」という虚無そのものを瞑想対象にする高度なサマーディを教え、ウッダカはさらに微妙な「非想非々想処定」という至難のサマーディを指導していました。

これらの境地をすぐにマスターしたブッダは、彼らの教えは、厭離にも、離欲にも、止滅にも、寂止にも、叡智にも、正覚にも、涅槃にも赴かせない。ただ虚無との合一があるだけ、あるいは「無のイメージを保持する心の働きがあるのでもなく、無いのでもない微妙な境地」に没入しきっているだけにすぎないと一蹴して、彼らの下を去ります。

最も深遠なサマーディの世界が、ブッダの求めていた悟りには至らないと判断を下した根拠は何だったのでしょう。

＊ブッダの悟りとは

その答えは、悟りを開いた後に、ブッダが生涯にわたって説き続けたダンマと「悟り観」に示されています。ブッダの求めていた究極の悟りとは、すべての煩悩が根絶やしになった滅尽状態でした。その時、心は最清浄となり、あらゆる束縛と渇愛から完全に解脱するのです。それは、ブッダ自身の力強い悟りの宣言のみならず、次々と悟りを開いていった多くの仏弟子たちの感動の詩にも残されています。

愛執を離れ、執着なく、六つの感官の門を守り、よくみずから制御し、邪悪の根本を吐き出して、わたしは、けがれの滅尽に達した。(『テーラガーター』〈早島鏡正訳『原始仏典』筑摩書房、一二二五ページ〉)

いついかなる時にも、心が貪《とん》（欲望）・瞋《じん》（怒り）・痴《ち》（対象の本質がよく見えないこと）の煩悩から無条件に解放されていなければ、仏教の最終的な悟りとは言えないのです。しかるに、サマーディには、煩悩の汚れを一時的に遮断する力しかありません。時空を超えたもの、永遠なもの、究極のものと合一するサマーディが達成できれば、心の反応パターンがひとりでに書き替えられ、瞑想が終わると性格がよくなり、超能力が得られ、別人のような心になっている……と夢見て、私自身もサマタ瞑想に命を懸けていたこともありました。

深遠なサマーディに没入すると、その対象になりきってしまうので、自分は悟ったという錯覚が起きるのも自然なことで、高揚した意識が比較的長く続くことはよくあります。しかしそれも時間の問題で、昂奮が醒めれば、現実の出来事に対する情報処理のやり方も反応の仕方も、心の基本パターーンは何も変わっていないと気づくでしょう。

*サマーディの限界

サマーディに入れば悟ったような感覚、サマーディが終わればいつもの凡夫の感覚……。このギャップは、一点集中型のサマタ瞑想者に共通の悩みです。瞑想センターや山寺に籠って、毎日サマーディの特訓にのめり込んでいけば、欲の心にも怒りの心にも劣等感にもすべてに蓋がされ、ただ瞑想対象のみが意識に照り映えていく状態になります。悟りと錯覚しかねない心の静まりが得られるのです。しかし下山してエゴと煩悩の世界に復帰すれば、たちまち揉みくちゃにされ、泥んこになって、またあの瞑想三昧の日々にもどりたいと嘆くのです。

サマーディだけでは、煩悩を根絶やしにすることはできません。なぜブッダは、厳密な倫理的規範（戒）をことのほか重視したのか。なぜ事象の本質を洞察する仕事（四念住《しねんじゅう》）が、悟りへの唯一の道であると言明したのか（『大念住経』）。

それは、人の心というものは、煩悩を一つ一つつぶしながら、段階的に心の清浄道を完成していくべきものである、と見通していたからです。「戒→定→慧」の流れに従って、煩悩を一つずつ削減しながら滅尽状態に達していく道筋こそ仏教である、と『削減経』をはじめとする経典で力説される所以です。汚染された心の反応パターンを浄らかなものに組み替える一切の仕事が本当のヴィパッサナー瞑想（vipassanā bhāvanā）であり、その最後の仕上げとして涅槃の体験があるのです。

いかなる時にも絶対に煩悩反応を起こさない状態が、真に解脱した心です。煩悩が滅しつくされ、渇愛が微塵もなくなっているので、来世に存在をつなぐ欲のエネルギーが微動だにせず、輪廻の流れは吹き消された状態になるというわけです。

その悟りの境地に到達していく道を、ブッダはどのようにして見出していったのでしょう。

＊ヴィパッサナー瞑想の発見

究極のサマーディを捨て、限界まで極めた苦行も捨て、ブッダが最後にたどり着いたのは、やはり瞑想でした。しかしそれは、概念的なものを対象とする従来の瞑想ではなく、法としての事象を対象とする洞察の瞑想でした。

どのようにしてそこにたどり着いたかの経緯は詳しく伝えられておりませんが、確かなことは、まだ修行中であったブッダがサマーディ中心の瞑想を離れた事実と、聖なる修行を完成した後に、悟りに至る唯一の道として四念住（身・受・心・法）のヴィパッサナー瞑想を提示した事実です。試行錯誤しながら体系化されていったものと思われますが、苦行時代について語った経典の中に、ヴィパッサナー瞑想にたどり着くプロセスをうかがわせるものも見られます。

シャーリプッタよ、また私の「悪を忌避する行」には次のようなことがあった。私は進むにも退くにも常によく気をつけていて、一滴の水にも私は憐れみの心を起こした。（『大獅子吼経』）

私はむしろ如実に恐怖やおののきが迫ってくるがままに、その恐怖やおののきを排除すべきではないか。（『恐怖経』）

そのとき牧童たちがやってきて、わたくしに唾し、放尿し、塵芥をまきちらし、両耳の穴に木片を挿し入れた。しかしわたくしはかれらに対して悪心をおこさなかったことをおぼえている。わたくしの〈心の平静〉（upekhā）に住する行にはこのようなことがあった。（『スッタニパータ』〈中村元選集［決定版］第11巻『ゴータマ・ブッダI』春秋社、三三七ページ〉）

さまざまな苦行を実践していく中でブッダは、歩行の動作や感覚に気づきを入れながら歩き、また、ありのままに恐怖を受け容れることによって恐怖の心を見送ったりしている様子がうかがえるのです。ヴィパッサナー瞑想の最重要ファクターの一つ「ウペッカー（upekkhā：捨）」が、どのように修得されていったのかも感動的です。

『大獅子吼経』には、どれほど苛酷な苦行によっても解脱の智見が得られないと覚ったブッダが、青年時代の偶発的な瞑想体験を回想する一節があります。その昔、父王が祭りの儀式を執り行なっている時、シッダールタ王子は畦道のジャンブ樹の木蔭に座り、誰に導かれることもなく、呼吸の感覚に気づきながら初禅の状態に入ったことを思い出し、「これこそ悟りへの道ではないか」と確信するのです。

無色界のサマーディを捨てたブッダが、具象的な対象を持つ初禅の世界に悟りへの道を確信したのは、なぜなのでしょう。

実は、ここに、サマタ瞑想からヴィパッサナー瞑想への決定的なシフトがあったと考えられるのです。これは一見、無念無想の世界から具象的な瞑想対象の世界にもどったように見えますが、そうではありません。概念を対象にするサマタ瞑想から、現実の事象を対象にするヴィパッサナー瞑想へのシフトだったのです。

＊原始仏教の瞑想システム

原始仏教の瞑想システムは、後に「九次第定」として整理されますが、通例では、まず具象的な瞑想対象に心を集中し、初禅、二禅、三禅、四禅とサマーディのレベルをアップさせ、さらに、無色界禅のサマーディを四つの段階に分け、「空無辺処定（空間の無限性との合一）」、「識無辺処定（意識の無限性との合一）」、「無所有処定」、「非想非々想処定」と進み、最後は「滅尽定」という「知覚も感受も途絶えた『生きている死体』のようなギリギリのサマーディ」で終わる九段階です。

初禅から四禅までの色界禅では、具象的なイメージや概念を対象にするサマタ瞑想も、眼耳鼻舌身意からの知覚対象に気づいていくヴィパッサナー瞑想も、ともに修習されますが、無色界禅ではサマタ瞑想のみがなされます。現実の知覚対象がない「無」の世界では、ヴィパッサナー瞑想はやりようがないからです。サマタ瞑想とヴィパッサナー瞑想については、第三章で詳しく述べようと思います。

ブッダが無色界禅の四段階を離れた理由の一つは、これまでに見てきたサマーディの限界性ゆえですが、決定的な理由は、法を対象とするか概念を対象とするかの違いなのです。「無」や「無限性」のイメージをいかに深化させていっても、結局、人の心が「無」を表象しているだけでしかありません。概念を形成する脳にとっては、「無」のイメージも具象的なイメージも、同列であり同格です。「神」「永遠」「宇宙の無限性」も、「たこ焼き」「イルカ」「冷蔵庫」も同じなのです。くだらない妄想のイメージと神聖な宗教的イメージとではまったく違うではないかと感じるのは、コンセプトの中身だけの話です。どちらも眼前に実在するものではない、ただの概念にすぎません。

事実の世界と概念の世界を厳密に識別し、事実の世界の本質を洞察していくのがヴィパッサナー瞑想です。サマーディの力業で「悟りのイメージ」と融け合っている状態と、心が実際に涅槃を対象として経験している状態との間には、決定的な違いがあります。サマーディが極度に高まった時に、法から来るものと、概念世界から来るものとの違いが正確に見極められていないがゆえに、悟りの偽体験が後を絶たないのです。

仏教の目玉である「無我論」が知的に理解されるだけで終わってしまうのも、エゴ妄想が「自我感」という偽の印象を作り出し、一瞬一瞬の知覚にダブってしまう消息が体験的に検証されないからです。

人は妄想から生まれる渇愛によって苦しんでいます。妄想を止め、渇愛を止滅させれば、ドゥッカ（苦）が超克されていく……と、仏教では考えているのです（四聖諦《ししょうたい》）。概念の世界から来るものを一掃して、事象の真実の状態をありのままに洞察していくヴィパッサナー瞑想の技法が、仏教の教義そのものに直結している所以です。

*ヴィパッサナー瞑想の提示

悟りを求めて懸命に修行する瞑想者たちは、ややもすると他を配慮する余裕を失い、おのれの悟りのことしか考えられなくなる傾向があります。凄まじい修行に命懸けになっていたブッダはどうだったのでしょうか。

『アングッタラ・ニカーヤ』には、「七年間慈心を修した」という驚くべき記述が見られます。森林で独り苛烈な修行に専念しながらも、ブッダは慈悲の精神を片時も忘れなかったのです。例えば、微小な生き物を過って殺したりしないように、一滴の水にも憐れみの心を起こしていたのでした（『大獅子吼経』）。

ところが、ブッダは悟りを開いた直後、それを万人に向かって説き示すことをためらい、梵天に勧請されて布教を決意するに至ったという有名な話が伝えられています。七年の間、慈しみの心を修していたブッダが、この期に及んで衆生を憐れむ心をなくすことは考えられません。どういうことだったのでしょうか。

困苦してわたしがさとり得たことを、今またどうして説くことができようか。貪りと瞋りに悩まされた人々が、この真理をさとることは容易ではない。これは世の流れに逆らい、微妙であり、深遠で見がたく、微細であるから、欲を貪り闇黒に覆われた人々は見ることができないのだ。（『律蔵』「大品」〈中村元訳『原始仏典』筑摩書房、二四ページ〉）

これは、自分の悟りは到底人に理解されるものではないので布教を躊躇したと、額面通りに理解してよいだろうと思われます。それほど、ブッダの悟りえた真理は理解しがたい、世の流れに逆らうものであったということです。

「煩悩の何が悪いんや。欲も怒りもなくなったら、人間ではなくなるがな」と言った人がおります。貪・瞋・痴のエネルギーをほとばしらせてたくましく生きていくのが自然の摂理であるのに、その煩悩の滅尽状態を目指せ、という教えはあまりにも過激で受け容れがたいものでしょう。

それにもかかわらず、ブッダがダンマとその実践法であるヴィパッサナー瞑想を終生説き続けたのは、慈悲心の発露以外の何ものでもありませんでした。

生命原理に従い、貪・瞋・痴の煩悩路線を進むかぎり、必ずドゥッカ（苦）に陥る世界構造の中に私たちは生きているのです。自然が設計したプログラム通りに生きていけば、苦が避けられないがゆえに「一切皆苦」の真理が説かれてきました。そして、長年にわたって慈悲の心を修しながら、その苦を根本的に乗り超えるシステムを見出したブッダが、たとえ困難であっても、ダンマの実践の道を私たちに提示しないはずはないのです。

貪・瞋・痴が減少し、心が浄らかになるに従って、ドゥッカ（苦）から解放されていくヴィパッサナー瞑想のシステムを、次章で詳しく見ていきましょう。

第二章　ヴィパッサナー瞑想とは何か

(1)　編集される事実

ヴィパッサナー瞑想の最重要ポイントは、「心をきれいにすること（清浄道）」と「事実をありのままに観ること（如実智見）」、そして「法と概念を明確に識別すること」です。これらはヴィパッサナー瞑想の原点であるばかりではなく、原始仏教の根本的な教理に直結しています。この三点が明らかになれば、ヴィパッサナー瞑想と原始仏教の本質を捉えることができるでしょう。

まず、「法」という言葉の意味を定義しておきます。

法（ダンマ：dhamma）という言葉は多くの意味を包含しています。まず、ブッダが説いた真理の「教え」や「教義」という意味があります。「標準」や「規範」という意味もあります。「現象」や「事象」という意味もあり、「存在」という意味もあります。「諸法無我」と言えば、諸々の「存在」には「我」と呼ばれる不変の実体はないということです。

第五章で説明される「法随観」では、ものごとの法則性や真理の観察と同時に、思考やイメージにサティを入れる仕事も「法随観」に分類され、この場合の「法」は「心の対象」という意味になります。つまりイメージや思考が「心の対象」として「法」と呼ばれるのです。

このように「法」には多くの意味があり、阿含経《あごんぎょう》の中には六十以上の用例があると言われるほどです。ヴィパッサナー瞑想の根幹に関わる「法と概念の識別」という場合の「法」は、「実在」とか「真実の状態」を意味します。ここでは、「法（ダンマ）」とは「真実に存在しているもの」、イメージや言葉は「概念」であり、「事実（実在）」と「概念」が拮抗し合っている関係になります。ムキ出しの「真実の状態」でありのままに認識されるものがダンマ（法）であり、その「法として存在するもの」の本質を見極めていくことがヴィパッサナー瞑想の仕事なのです。

こうしたダンマの世界と概念や妄想の世界が混同され、ゴッチャになった状態を「無《む》明《みょう》」や「痴（モーハ）」と呼び、諸悪の根源と仏教では考えています。ヴィパッサナー瞑想を正しく修行するためには、まずこの「法（実在・真実の状態）」と「概念（イメージ・思考・妄想）」とを明確に識別する仕事から始めます。これが不明確なままでは次のステップに進めませんので、しっかり確認していきましょう。

＊煩悩は苦しい

まず、なぜ「心をきれいに」しなければならないのか。答えは簡単明瞭です。仏教とは、苦をなくすために説かれた教えであり、その教えを具現させる実践法として提示されたものが「煩悩に汚染された心を浄らかにすること」だからです。

そもそも貪・瞋・痴の煩悩の心で生きていること自体が、苦しくはありませんか。欲望を持てば、満たされるまでは苦しいだけだし、満たされなければ怒りやコンプレックスや絶望に陥ります。たとえ欲望が存分に満たされたとしても、妄想する心のシステムで生きているかぎり、心の「不満足性」は永遠に解消されません。どれほどのお金を手に入れても、もっと欲しい、もっと上を目指したい、とさらなる欲が出て、振り出しにもどされます。理想の人と結婚できても、人も羨む地位や職業に就くことができても、満足感は一瞬にして崩れ、感謝すべきすべてのことが当たり前になって、新たな欲望が次々と生まれる

「欲求性」と「不満足性」に苦しむのではないでしょうか。

破壊したい、抹消したい、というネガティブな渇愛に執われているのもドゥッカ（苦）です。人を嫌悪し赦《ゆる》すことができなければ、怒りと恨みのエネルギーを抱え込んでいる本人が一番苦しいのです。自己嫌悪にまみれている時も、嫉妬に駆られている時も、不安も恐怖も、怒り系の煩悩の心で生きていること自体が苦なのです。

物理的な環境にどれほど恵まれていても、煩悩に汚染された心を浄らかにしなければ、心の苦しみから解脱することができません。逆に、どのような劣悪な環境の中にいても、不平も不満もなく、むしろ自分を向上させるために天が与えてくれた最良の情況と心得て、淡々と受け容れていくことができるならば、ドゥッカ（苦）はありません。心が浄らかであれば、どんな苛酷な運命の人でも幸福に生きていけるのです。

煩悩の不善心は思考のプロセスから生まれてきます。その妄想にサティを入れて手放していくヴィパッサナー瞑想は、「心を浄らかにしていく道」「心の清浄道」とも言われます。

＊思考を止める

ヴィパッサナー瞑想は、思考を止めて、事実をありのままに観ることができれば、一切のドゥッカ（苦）から解放されるだろう、という理論に基づいています。苦の原因は妄想にあり、その妄想は一瞬一瞬の事実に気づく「サティ」の技術によって止められます。思考が始まった瞬間、「妄想」「イメージ」とラベリング（言葉確認）されると、連鎖しようとする思考の流れが断たれてしまうのです。こうして思考が止まれば、心に入った情報が編集されたり歪められたりすることなく、ありのままに認知されるでしょう。ありのままに観られた事象は夢でも妄想でもない「真実の状態」なので、「ダンマ」と呼ばれます。

私たちの見るもの、聞くもの、感じるもの、知覚するものは常に誤解と錯覚だらけです。先入観や思い込み、早とちり、思考の編集、エゴの検閲など、諸々の心のフィルターがかかって情報が歪むのです。しかるに、ダイレクトに、直接知覚されたものは情報に歪みがありません。「法」とは情報に歪みがないことです。

そして、その「法（ダンマ）として存在するもの」の本質を見極めていくことがヴィパッサナー瞑想の仕事なのです。真実が洞察されると、間違ったものの見方で生きてきた「無明」に愕然として、苦の原因を手放すことができるだろうということです。知識を身につけるのも知恵ですが、仏教では、真実の姿を目の当たりにする意識状態こそが苦を乗り超える智慧であり、「如実智見」と呼ばれます。

＊ダンマの世界と概念の世界

法と概念を識別するために、まず、事実が歪められていく様子を見てみましょう。

缶ジュースを開けようとして素足の上に直撃で落として「痛ーッ！」と叫んだ人がいます。夏の海辺の砂浜です。自分で落としたのだから、痛みを受容するしかありません。もしこれが他人に落とされた場合でも、痛みは同じでしょうか。喧嘩中の相手だったら……、ヤクザ風の恐いお兄さんだったら……、あるいはもの凄い美人が落としてくださったならば……、痛みと怒り、痛みと恐怖、痛みと嬉しさがミックスされて、情報が歪まないでしょうか。

誰が落とそうが、同じ重量の缶ジュースなのです。液体の入った缶が体表面に接触した瞬間に、電光石火の速さで「痛み」とサティが入れば、純粋な痛みの知覚だけで終わりになります。これは、痛みという事実が「ありのままに観られた」状態で、次に起きるはずの反応が止められているのです。怒りは出ません。嫌悪も恐怖も後悔も生起しないのです。ヴィパッサナー瞑想を実践すれば、これは誰にでも体験できることです。見られたものが見られたままに止まり、聞かれたものが聞かれたままに止まり、感じられたものが感じられたままに止まるならば、苦しみが終滅する、というダンマの世界です。

しかるに、普通の意識状態では、「痛み」と「痛みにまつわる嫌悪や恐怖」という二つの出来事が、同時に起きた一つのものとして認識されてしまうでしょう。心が事実を編集する瞬間です。すると、痛みの中に嫌悪や恐怖が内在しているかのような印象となり、それに対して激しく反応を起こしてしまうのです。

事実として存在しないものに対して、本気で反応して悪いカルマを作ってしまう愚かな状態を「無明」と言います。本質が見えない「無明」の混乱状態を解きほぐすために、「法と概念を明確に識別」していくのがヴィパッサナー瞑想であり、苦の原因である煩悩を止滅させていく作業になるのです。

「見る」「聞く」「嗅ぐ」「感じる」など、認知が成立していくプロセスのどこかで「真実の状態」が意識される瞬間があり、「心がまとめ上げていく妄想」の現れる瞬間がありま す。どのようなプロセスで法と概念は混同され、情報が歪んでいくのか、そして、どうすればそれは乗り超えられるのでしょうか。

(2) 心が生まれる瞬間

ものごとが知覚され、最終的な認識として確定されていくまでには、厳密な認知の流れがあります。その認知のプロセスを、仏教では「十二処(āyatana)」の構造で説明しています。「対象」→「六門」→「(触→)識」→「受」→「想（知覚）」→「尋《じん》（絞り込み）」→「反応」……という一連の流れです。この認知のプロセスを正確に理解すると、「法と概念」や「如実智見」などのダンマも、ヴィパッサナー瞑想の構造も明らかとなるでしょう。

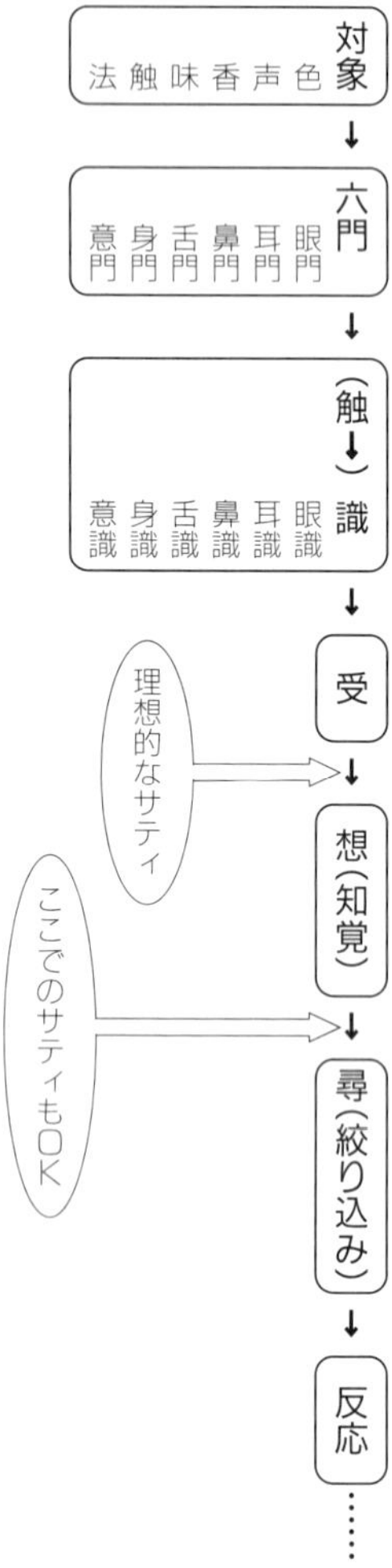

＊六門が捉える世界

認知とは、対象が知覚され、心に認識されることです。「認知」が成立するために必要不可欠なファクターが三つあります。「対象（情報）」と「六門（感覚受容器）」と「識」です。この三要素が矢印でつながる瞬間に、意識が生まれ、認知の最初のステージが始まります。なお、意識という言葉には、六識の一つとしての意識と、六識全体を統括する意識という二通りの使われ方がありますので、ご注意ください。

では、どのように煩悩が現れ、「如実智見」はどのようになされるのか、その後の展開を詳しく見てみましょう。

まず「対象」とは、知覚される外界の事物と脳内イメージや思念です。仏教用語で「色《しき》・声《しょう》・香《こう》・味《み》・触《そく》・法《ほう》」と表現されるのは、感覚受容器の「六門（眼《げん》・耳《に》・鼻《び》・舌《ぜっ》・身《しん》・意《い》）」に対応しているからです。どんな生き物も、眼や耳などの感覚器官を使わないと情報が取り込めません。アメーバのように触覚を頼りに対象認知をしている原初的な生物から進化し、人間の場合には六種類のセンサーを発達させました。「眼耳鼻舌身意」という六門を通して「色声香味触法」という知覚対象が心に入り、眼識・耳識・鼻識・舌識・身識・意識を発生させています。六種類の知覚対象と六門を合わせて「十二処（āyatana）」と言います。

仏教では、心が実体として永続するものとは考えていません。心とは「対象を知ること」と定義され、対象が六門を通して識につながった瞬間に生まれ、次の瞬間には滅し、滅した瞬間に次の対象が識とつながって生まれるというように、刹那に生滅を繰り返すものと理解しています。「あの人は根性が真っ黒や」と言いますが、悪をする瞬間の不善心が連続して生滅しているだけであり、また時には善いことをする善心が一瞬生じて滅することもあるのです。

＊眼や耳や鼻……で心が生まれる

カーテンを開けた瞬間、一面の雪景色でした。雪に反射した光が眼球のレンズを通って網膜にぶつかり、情報として電気信号に変換され、視神経を介して後頭部の視覚野に到達すると、一群の神経細胞にインパルスが走って発火します。「対象」↓「六門」↓「識」が矢印でつながって「眼識」が生まれた瞬間です。

ここで重要な働きをしているのが「触（パッサー）」です。雪に反射した光が眼の門に届き、情報が電気信号に変換されて神経を伝わってくるところまでは自動的なのですが、そこで「触（パッサー）」が働くか否かによって、情報が「識（視覚野）」に伝達されるかどうかが決まるのです。注意が他の門に向いていれば情報はカットされ、「見た」という「眼識」が発生しないのです。百人の人が雪景色を見た瞬間、全員が同じように雪を認識するかどうかは分かりません。妄想している人、鼻歌を歌っている人、ガムを嚙んでいる人たちは、雪が眼に入らないかもしれません。

もし、カーテンを開けた刹那、いきなり火災を報せる消防署のサイレンが鳴り響けば、耳を奪われ、強烈な音の情報が伝達されて、聴覚野の神経細胞が発火するでしょう。情報を脳神経細胞（「識」）にくっつける仕事をしているのが「触」なのです。

六門からは常に情報が乱入しています。意識は同時に二つの対象を取ることはできません。百万分の一秒かもしれませんが、一瞬の意識の対象は一つであり、時系列で生滅しています。カーテンをつかんだ手の感触、味噌汁の鍋から漂ってくる匂い、次々と浮かんでくる考えやイメージ……。こうした情報が同時に分かっているような気がするのは、ボンヤリしているからです。あまりにも高速なのでそう感じるだけで、本当は時系列の生滅なのです。

乱入してくる情報を六つの「識」のどれかに接触させる役目が「触」と理解してください。「触」は機械的なものではなく、個人差があります。当人の興味や関心、コンプレックスなど諸々の理由から何かを選び、何かを捨てる取捨選択を行なっているのです。まったく自覚にはのぼりませんから、「無意識の注意」「無自覚の注意」と考えてもよいかもしれません。

熟睡中を除き、私たちが生きているかぎり、厖大な数の情報が一瞬の間断もなく六門に乱入し、あるものは途中でカットされ、選ばれた情報だけが「識」にぶつかり、恐るべきスピードで意識が生滅しているのです。

「ピン、ポーン」とチャイムが鳴れば、鼓膜を振動させた音の波が内耳の有毛細胞で電気信号に変換され、聴覚野に達して「聞いた」という識が生じます。これを「耳識」と言います。

漂ってくる線香の匂いの分子が鼻粘膜に触れると、これも電気信号となって伝達され、嗅覚を処理する神経細胞が発火し、「匂った」と香りが分かるのです。「鼻識」です。

角砂糖を指でさわっても味は分かりませんが、舌の表面でさわると甘味を感じます。舌の表面には「味蕾《みらい》」というセンサーがあり、化学分子に反応して情報を脳に送り、甘い、辛い、塩っぱい、苦いなどの「舌識」を発生させるのです。

体表面には触覚・圧覚・温覚・冷覚・痛覚などのセンサーが分布しているので、固体であれ、液体や気体であれ、身体に何かが接触すると「触れた」「痛み」などの「身識」が生じます。

五感の対象は外界に物理的に存在しますが、六番目の意門の対象は思考やイメージなどの脳内現象です。物が見え、音が聞こえるのが事実であるように、妄想や連想も「法」として現実に生起した事象です。だから意門に生じた出来事に「考えた」「イメージ」「妄想」とサティを入れれば、五感の対象とまったく同列の事実の確認になるのです。

以上が六門と六種の対象がリンクした瞬間に発生する、眼耳鼻舌身意の「識」です。

*「法と概念」の分水嶺

「対象」と「六門」と「(触→)識」の三要素が矢印でつながる瞬間が、心の生まれる瞬間であり、認知の最初の瞬間です。ここで間髪を入れず「眼識が生じた」「耳識が生じた」……と気づくことができれば、事実の確認としてこれ以上ピュアなものはありません。「法(ダンマ)」とは「真実の状態」を直接知覚することですが、まさにこの状態こそダンマに触れている一瞬だと言ってよいでしょう。

しかし、ここでサティが入ることは通常はありえません。「識」が生じると同時に、感じる働き(感受作用)がセットでともなうのです。これは「受」と呼ばれます。強い真昼の陽射しが雪に反射すれば「眼識」に「苦受」がともなうように、「受」には、「苦受」と「楽受」とニュートラルな「不苦不楽受」の三種類があります。「受」の発生に人為的操作の余地はありません。例えば、超激辛の食べ物を口に入れた瞬間の「苦受」は自動的です。

したがって、「識」→「受」と展開した次の瞬間にサティが入れば、法(ダンマ)の直接知覚が確認されているパーフェクトな状態だと思ってよいでしょう。ここで見事にサティが入った体験を持つ方は大勢いますが、いずれも集中が強力に高まった時に限られます。初心者には至難の業なので、ここでサティが入らないことを気にする必要はまったくありません。法の直接知覚が簡単にできるなら、誰も事実と妄想の混同に苦しんだりしなくなるでしょう。無明の闇を払うのは難事業だからこそ、「怠ることなく精進」していくのです。

さて、「受」の次に発生するのは「想（知覚）」です。「眼識・耳識・鼻識・舌識・身識・意識」が生じても、「受」が生じた段階でも、まだ情報の中身とは無関係ですが、「想」が起動すると対象の内容が知られます。白く光ったものが「雪」だと分かり、今、鳴った音は布団を叩く音だと一瞬にして情報の内容が分かるのは、「想」が機能したからなのです。瞑想の合宿中、喫茶コーナーに近づいた瞬間、「匂った」→「〈コーヒーだ〉」と思った」と、「鼻識」→「受」→「想」の流れに従い、「識」と「想」を見事に仕分けてサティが入った人もいます。十二処の認知の流れは机上の理論ではなく、科学的にも検証できる認知システムの解説なのです。

六門を通して心に届けられた情報の内容を知ることは、生きていく上で極めて重要なのに、その役割をになった「想」はしばしば間違いを犯します。「六門」「識」「受」の機能は安定した自動的なプロセスでしたが、「想」の働きは個人差が著しく、肝心の情報の読み出しが事実と正確に対応した正しい場合もあれば、とんでもない間違いやデタラメも多いのです。「想」は、まさに事実の世界と妄想の世界が分かれていく分岐点に当たります。

＊心の暗室

夕暮れ時の山道で、古いロープを眼にした瞬間「蛇だ！」と錯覚し、恐怖に震えた人がいます。対象と眼門と眼識がリンクしただけでは、何を見たのかまだ蛇ともロープとも分かりません。次の「受」の段階でも情報の内容は知られません。ただ「見た」とサティを入れ、眼に対象が触れた事実が確認されるだけです。情報の歪みが生じることはありません。

問題は「想」が機能する一瞬です。蛇とロープを誤認するという、間違った情報の読み出しが提示されてしまったのです。このような誤認や錯覚が起きてしまうのは、認知システムの構造的欠陥なのかもしれません。六門に飛び込んできた新しい情報を、過去の記憶データと照合しながら内容の特定をするというやり方では必ず間違いが起きてしまうのです。特に人間の場合は、概念を形成し妄想する能力に長けている分だけ事態は深刻です。

例えば、朝、民宿を出がけに「蛇が多いので気をつけなさい」と軽く言われた一言が、情報の歪みに一役買っているかもしれません。蛇に咬まれた体験がある人とない人では瞬間的な妄想の膨れ方が違うでしょう。臆病なのか、攻撃的なのか、何に劣等感を持っているのか、慈悲の瞑想を知っているのか、自己中心的な発想パターンの有無は……等々、潜在意識では、無数の要因が千分の一秒や万分の一秒の速さで働いて、情報処理の正確さや加工・歪曲などに影響を及ぼしています。

ロープをロープとして正しく認知する人もいるのに、このケースではなぜ、ロープを蛇と見間違える不正確な対象認知が起きたのか。一言で言えば、心に偏りがあったからです。心の中が平静で、公平に、客観的に情報処理ができる状態ではなかったのです。「想」の働きを妨害し、過《あやま》たせるのは、心の汚染です。

＊事実を認める潔さ

起きた出来事をありのままに認めるのが、ヴィパッサナー瞑想です。すべての事象を客観視する訓練が、エゴを対象化していくことにもつながっています。

ロープを蛇と錯覚したのなら、それはそれで事実なのだから仕方がないではないか、と考えます。ヴィパッサナー瞑想は、価値判断を超えた世界です。事実に気づくことができた時点から、立ち直っていけばよいのです。サティを入れる順番として、ロープを「見た」とラベリングして誤認しないのがベストですが、到底そこではサティが入らないでしょう。「〈蛇だ〉と思った」「〈蛇ではないか〉と推定した」とラベリングして、蛇だと思った事実を対象化できれば素晴らしいのですが、これも難しいでしょう。

どの段階でもサティが入れば、心は必ず落ち着くのですが、サティを忘れていれば一瞬にして「蛇」と決めつけ、恐怖など次の反応が起ち上がって、パニックに巻き込まれてしまいます。

「〈蛇だ〉と思った」というサティが入らなければ、それはそれで事実ですから仕方がありません。次の事実に気づいて、「恐怖」「あわてている」「パニック」など、その時点での状態にサティを入れるのです。そのサティが入れば、一連の事象の流れは必ず止まります。あわてるのも、恐怖感を覚えるのも、恐怖をエスカレートさせるのも、パニックになるのも、すべて、次々と妄想を繰り広げていく自分の心が演出していることなのです。サティが入れば、そうした思考の流れに楔《くさび》が打ち込まれ、後続が絶たれて必ず止まります。その瞬間に、落ち着きや冷静さがもどってくるでしょう。冷静になれば、事実が正確に見え始めます。正しい対象認知と情況把握ができれば、正しい決断を下し、最良の対応ができる可能性が高まるというわけです。

＊分け入っていく注意

「想」が機能し情報の中身が特定された瞬間、もっと詳しく情報を知ろうとして、心はどこか一点にフォーカスされていきます。人と出会い、顔を見た次の瞬間、眼の表情は？ 顔色や肌の輝きは？ 化粧は念入りか適当か？ ……と、さらに詳細な情報を得ようと、注意が向けられるのです。その働きを「尋（ヴィタッカ：vitakka）」と言います。「想」の段階でサティが入れば、そこで後続が絶たれるので、「尋」が対象に分け入ることはありません。しかし普通にしていれば、台所から何かの匂いが漂ってきた瞬間、「何の匂いだろう」→「魚を焼いているのか」→「サンマだろうか、サバだろうか」……と、自分の意志で「尋」を振り向けながら分け入っていきます。

「尋」を働かせているのは、興味や関心やコンプレックス、あるいはその時々の欲望や怒り、執着など、自分の心の背景となっているすべてです。「尋」には比較的サティが入りやすいので、自分の注意が何に向けられていくのかを自覚し、自己理解を深めることが大事です。

六門からは一瞬も途切れることなく、厖大な情報が乱入しています。対象が意識に接触すれば、自動的に「受」が発生します。現在の瞬間に気づく訓練をしていなければ、「苦受」が生じた瞬間、「嫌悪」→「怒り」→「激怒」と自然に展開してしまうのが人の心です。同様に、「楽受」が生じれば、「欲」→「貪り」→「執着」……とエスカレートしていきます。つまり、あらゆる情報が欲望系の煩悩か怒り系の煩悩に発展する基本傾向があるということです。そのように心のドミノが倒れていくのは、「尋」が無自覚に機能していった結果です。自然放置された生命は、快感を求め、不快感を避けようとする「快楽原則」で生きるようにプログラミングされているのですから当然です。

「尋」が何に向けられていくかによって、次の瞬間に起動する「反応の心」の方向が定められていきます。缶ジュースを足に落とされて痛みを知覚した次の瞬間、「尋」が何に向けられていくのか。体の状態に神経質なタイプであれば、落とした相手の確認などよりも、怪我をしたのかどうか確かめる方向に「尋」が向けられるかもしれません。痛みを感じた次の瞬間、落としたのは一体誰だ、と注意が向くタイプの人なら、相手の顔に視線を向けようと「尋」が働くでしょう。顔を確かめ、自分のほうが勝てそうと判断すれば次の瞬間、何と言って怒鳴りつけるか、その言葉を選ぶ方向に「尋」が向くかもしれません。相手が強そうだったら……と、このように、「尋」→「反応系の心」は連動し、いずれも当人の心の全体が深く関わって一瞬一瞬の方向が決められていくのです。

絶えず正しい浄らかな方向を目指していく意志を持つことが、「尋」を善なるものに向かわせ、「反応系の心」を浄らかなものにしていくでしょう。苦のない人生を具現化していく技術とは、認知プロセスのそれぞれの段階で心を浄らかにしていくことにほかならないのです。

（3）心の反応パターン

十二処の認知のプロセスは、電光石火、一瞬にして展開していきますが、「想」を分水嶺として、性質の異なる二種類の心の流れがあります。対象を認知し、情報を受容する入力系の心と、受け取った情報に対する反応を起こして、エネルギーを出力していく反応系の心の二種類です。

「情報の入力」と「反応の出力」は、すべての生命に共通する心の基本システムです。ゾウリムシやミジンコのような単細胞生物ですら、敵から逃げ、エサを求めるために情報を入力する心と、適切な反応行動を命じる出力系の心が働いています。

情報を受容する入力系の心は受動的なのが特徴です。隣家で天ぷらを揚げ始めれば、換気扇から排出される油の匂いが知覚されてしまいます。「ガチャン！」と音が鳴れば、否応なしに耳の門が音の情報を入力してしまい、「聞いた」という「耳識」の発生と微かな「苦受」が生じるのは止められません。受容系（入力系）の心は、生起した現象によって引き起こされる「結果の心」とも言えるでしょう。この対象と六門と識が接触する瞬間に発火する心を、仏教では「異熟心《いじゅくしん》（結果の心）」と言います。

異熟心は、カルマの結果を経験する心です。なぜ私たちは苦受を感じさせられるのか。それは、自らが過去に不善業の原因エネルギーを出力した結果である、と仏教では理解します。暴力をふるう・盗む・欺くなど煩悩の心によって作られた不善業がドゥッカ（苦）の原因であると考えています。同様に、人のために、世の中のために、生きとし生けるもののためになされた善行のエネルギーは、未来に幸せな現象を生起させ、楽受を受けることになると考えています。

煩悩の心で生きること自体がドゥッカ（苦）ではないか、と前述しましたが、煩悩に汚れた心のエネルギーは、カルマの法則にのっとり、苦受の現象を生起させる原因にもなっているのではないか、ということです。目覚めてから眠りに落ちるまで一日中、苦受・楽受・不苦不楽受を味わうたびごとに、過去に自分が出力してきたエネルギーの結実化した瞬間を刈り取っているのではないか。もしそうであるならば、未来に苦の現象を生起させないためには、心をきれいにするか否かが決定的な重要さを持ってきます。ドゥッカ（苦）を超克し、現象のレベルでも幸せな人生を実現していくためには、反応系（出力系）の心を浄らかにしていかなければならない……。

汚染された心の状態で生きていること自体も苦しいが、不快な出来事を経験する瞬間の苦受も厭わしいことであり、回避したいことでしょう。世間で「運命」と呼ばれている事象の流れは、仏教のカルマ論の立場から理解すると、自分自身の心を浄らかにしていく努力によって自由に設計し、コントロールできるものなのです。

＊戒↓定↓慧↓解脱の流れ

ヴィパッサナー瞑想は、あらゆる局面において心の全体を浄らかにしていく壮大な瞑想システムです。瞑想をする一瞬一瞬の心を浄らかにするだけではなく、意志決定をする瞬間の心も、行為を実行する瞬間の心も、どの瞬間の心もきれいにしていくのです。「戒↓定↓慧↓解脱」という瞑想修行の流れは、心を浄らかにしていく段階を示すものでもあります。

毎日喧嘩をしたり、盗んだり、嘘をついたりするような、荒れた生活をしていては、心が乱れて到底瞑想することはできない、瞑想をするためには、まず五戒をしっかり守ることから始めなければならない、と前にも申しましたが、五戒を守ることは、不善心を除去して、悪業を作り出すことを防護する作業にもなっているのです。

ヴィパッサナー瞑想に着手したならば、五戒を守ることはとても大事なことなのです。言動にまで表出してしまう強力な煩悩の心を浄らかにするのは、言葉や行動を規制する戒の力です。戒を守ることがすでに瞑想なのです。五戒の修行こそが最清浄の解脱の境地に達する瞑想の第一歩であり、苦しい現実そのものを変革するエネルギーを放つ重要な仕事でもあるのです。

仕事や生活の現場で言動が安定してくると、ここで初めて瞑想らしい普通の瞑想修行ができるようになってくるでしょう。戒の修行によって、荒れた生活が整ってきたということです。しかし、他人からは立派な人間に見えてくるでしょうが、まだ心の中は妄想の嵐、乱心乱想で苦しむかもしれません。想念レベルの世界で、いかに心を浄らかにしていくかという清浄道の第二段階と理解してよいでしょう。

ここで、いたずらに集中力を高めてサマーディを完成するのは、ヴィパッサナー瞑想としてベストではないでしょう。なぜそのような妄想が浮上してくるのか、妄想の由来する淵源まで観察していく技法があるからです。次のステップになりますが、心的現象を瞑想対象にする心随観というジャンルがあるのです。この瞑想が進んでくれば、潜在意識の反応パターンまで自己理解の範疇に収めることができ、心を根底から浄らかにすることが可能です。

サティもサマーディも安定してくると、反応系の心の深層にまで光を射し込んでいくことができるのが、ヴィパッサナー瞑想の優れた点です。反応系の心は基本的に三層構造になっています。

①後天的な学習全般で作成されたプログラム（人生観・世界観・価値観・ものの見方）

②刷り込みのプログラム（決定的な環境因子によって刷り込まれた反応パターン。例えば、狼に育てられれば、狼の行動パターンが刷り込まれてしまう。第二の天性）

③DNA情報による生命の根源的なプログラム（本能や遺伝子の命令する反応系）

いわゆる心の清浄道で、心をきれいにしていく作業の中心になるのは①です。学習によって作られたプログラムを書き替えることは充分可能だし、それによって人生が大きく変わっていくでしょう。多くの人に実証されている、最もポピュラーな自己変革です。

②は難易度の高い仕事ですが、幼少期のトラウマ（心的外傷）など、悪しき反応パターンを修正できなければ心の清浄道は完成しません。心随観で深層意識まで洗い出し、徹底して心の問題点を自覚し、理解することによって、組み替えていく作業をします。それと並行して、衆善奉行《しゅぜんぶぎょう》に徹して、あらゆる善行を実践する積み重ねによって、新しい浄らかなプログラムを旧い心に上書きする作業を進めます。

ここまで来れば、解脱の仕事の準備は整ってきたと言えるでしょう。③の遺伝情報の最深部に組み込まれている生存そのものに対する渇愛が、私たちに輪廻を繰り返させている元凶です。その盲目的生存への渇愛を滅ぼすためには、あらゆる存在を貫いている無常・苦・無我の真理を体験する智慧が不可欠です。その智慧の発現する一瞬に向かって、ヴィパッサナー瞑想の最後の仕事は絞られていきます。これこそが、ブッダが本当に示したかった、心の清浄道の最終ステージなのです。

＊主役は反応系

心が浄らかであるか否かは、受容系の心ではなく、反応系の心の問題です。「対象」→「六門」→「（触→）識」→「受」までの受容系の心（異熟心）は、聖者も凡夫も馬もネズミも同じです。打たれた瞬間、痛みを感じるのは、現象が自動的に引き起こした結果の心にすぎません。意地悪な人も優しい心の人も、生体システムの反射的プロセスとして、また、過去の不善業の結果として、痛みの苦受が発生するだけです。ここに心の清浄道の問題は入る余地がありません。

痛みが認知された次の瞬間に、反応系の心が起動します。それはエネルギーを出力し、カルマを形成する心でもあります。その内容は、怒りか恐怖か無視かサティの心か、千差万別です。打たれた事実に対して、痛みの苦受に対して、怒り系の煩悩反応を起こす人もいれば、冷静さも浄らかな心も失わない人もいます。反応系の心には自由裁量の余地があるのです。汚れるのも浄らかになるのも、自分の意志によって自由に決めることができるということです。こうした反応系の心全体を浄らかにするために、ヴィパッサナー瞑想には総合的なメニューが用意されています。

第五章で説明する「心随観」は、その最たるものの一つです。サマーディ中心の一点集中型の瞑想では、反応系の心を浄化することはできないでしょう。瞑想対象の一点に集中すればするほど、自分の心の闇から眼が背けられていくのは必至です。禅定に入れば、普通の怒りや欲望系の心もシャットアウトされ、一時的遮断の状態になってしまうのがパターンです。いわんや、もともと抑圧されて闇に沈められていたトラウマに気づき、自覚化することなどありえないでしょう。

心を徹底的に浄らかにしていくヴィパッサナー瞑想は、あらゆる段階のドゥッカ（苦）を根こそぎにしていくためのシステムでもあるのです。

＊心に拡がっていく世界

最後に、十二処の認知プロセスのポイントをもう一度確認する事例を見てみましょう。

十日間瞑想合宿のある日、いつの間にか雪が降りしきっていました。食堂に入り、前方のガラス窓ごしに一面の銀世界を見た瞬間、Aさんは瞬時に「見た」とラベリングしました。Bさんは「雪」とラベリングしました。Cさんは微かに嫌悪感を覚えました。Dさんの眼には涙がにじみました。

同じ雪景色を見た瞬間、心の中に拡がったものも、直後の反応も、四者四様さまざまでした。知覚した対象は同じなのに、心の世界は千差万別になってしまう。このギャップが諸悪の根源であり、欲望が生まれ、嫌悪が生まれ、苦しみが生まれてくる現場なのです。

Aさんは「見た」とサティを入れました。驚くべきことは、その瞬間「白いものが眼にぶつかった」という印象だけが認知され、「雪」の概念がまったく形成されていなかったのです。これは、見事に「眼識」＋「受」が発生した時点でサティが撃ち込まれている事例です。千分の一か万分の一秒後に雪と認識されましたが、「白色だけの認知」↓「雪として認識」という順番で二つの経験が時系列で仕分けられていました。鋭いサティが入った稀なケースで、ダンマの直接知覚と言ってよい素晴らしい体験です。このレベルでの瞑想ができると、欲望や嫌悪など、煩悩が生起してくる最初の瞬間がクリアーに捉えられるようになります。心をきれいにするという仕事が、リアルな現実感覚とともに進められていくでしょう。

Bさんは「雪」とラベリングしたので、後続が絶たれて、思考や情緒的な反応は何も起きませんでした。「雪」という概念が形成されていたので、「想」が生起した後にサティが入ったケースですが、これが誰にとっても通常のサティと心得ておきましょう。ただ、犬を見て「イヌ」、カアカアと聞こえて「カラス」と、知覚の内容を言葉にするラベリングは好ましくありません。「見た」→「〔犬だ〕と思った」、「見た」→「〔雪だ〕と思った」と、推定した事実にもラベリングするほうが厳密です。正確な事実確認が取れないかぎり、自分は推測したのだと自覚しておいたほうがよいのです。「見た」のも事実、「推定した」のも事実、どちらも法として起きた出来事なのだ、と客観視を貫いていくと、たとえ妄想が始まっても、巻き込まれることなく、妄想した事実を対象化できるでしょう。

Cさんの嫌悪感には、新潟生まれで雪に苦労してきた背景があります。雪を「見た」刹那、雪かきや雪崩や雪害などの否定的な連想が走ったのです。サティが入らなかったので、眼識→雪の認知→連想→情動と、心は自動展開してしまいました。嫌悪感以上に発展しなかったのは、嫌悪自体がそれほどではなかったからでしょう。

Dさんは、雪景色が眼に飛び込んできた瞬間、彼と初めて出逢った大雪の日と、別離の日の切なさとが重なるように連想され、涙ぐみました。「見た」という知覚→雪の認知→連想→情緒的な反応→落涙（という生理現象）が、一瞬の時系列で起きたのです。自分が心の主ではなく、勝手に展開する心に振り回され、喜怒哀楽の煩悩に巻き込まれてしまいました。悲しみは怒り系の煩悩に分類されるメンタル・ファクター（不善心所《ふぜんしんじょ》）ですから、わずかでもカルマが悪くなる方向の反応となりました。

心の奴隷状態になるのではなく、こちらが自在にコントロールして、苦のない幸福な人生を自ら設計していけるのが、ヴィパッサナー瞑想です。正確に実践し、体得できれば、人生が必ずよい方向に変わっていくでしょう。

第三章　サマーディの光と影

(1)　在家のサマーディ

理想的なヴィパッサナー瞑想の展開は、「戒→定→慧→解脱」の方向に従い、充分にサマーディを修行して「定」の部門を完成させてから、サティを中心とする「慧」の部門に着手して洞察の智慧を修行するという流れです。しかし、サマーディを完成するのは容易なことではなく、それだけで一生を捧げることになるケースも珍しくはありません。サマーディを完成させなければサティの修行に着手できないとなると、ほとんどの人が今世では無理ということになるでしょう。

しかし、サティの技術を身につけることができれば、それだけで多くの苦しみから解放されるのも確かなことです。特に在家の立場で瞑想する私たちには、サマーディよりもサティのほうがはるかに重要であり、たとえ一日に一〇分間程度の瞑想修行であっても、それに応じた効果がすぐに現れるものです。在家の私たちが直面している多くの苦しみを解放するためには、何よりもまずサティの瞑想が修行されるべきでしょう。マハーシ・システム（ミャンマーのマハーシ長老が世界中に広めたシステム）では、まずサティの瞑想から着手して、並行してサマーディの力を養っていく指導方針です。

私たちもその流れに従って、サティの瞑想を第一に考えているのですが、しかし、サマーディの価値や重要性はいささかも変わりません。高いレベルの修行のためにも、解脱を完成させる七つのファクターである七覚支《しちかくし》の完成のためにも、サマーディは必ず習得しなければならないものです。

（2）サマタ瞑想とヴィパッサナー瞑想

サマタ瞑想とヴィパッサナー瞑想にはそれぞれ別のサマーディがあるのですか、と質問されることがあります。両者は異なった瞑想システムなので、サマーディの現れ方がかなり違いますが、サマーディそのものは同じ構成因子で成り立っている同一の意識状態です。「サマーディ」とは極度の集中です。集中が極まって対象に没入し、主体と客体の未分化状態にまで達した集中力と理解してよいでしょう。

心を一つの対象に釘づけにし、その主体と客体の合一状態を目指す瞑想が「サマタ(止)」です。サマーディの完成はサマタ瞑想のゴールでもあります。例えば、「永遠なもの」「無限なもの」「全智全能なもの」など、至高概念や究極のイメージと合一してしまえば、それ以上はありえないからです。サマーディに入定している間は、「超越」の感覚が内的に体験されます。

一方、「ヴィパッサナー(観)」では、サマーディは必要条件ですが、到達点ではありません。決定的な違いは、「観察」のファクターです。概念への集中ではなく、「法(ダンマ)」として現れてくる現実の事象を観察していくのです。極度の集中力でその観察がなされていく時に、ヴィパッサナー瞑想のサマーディが完成します。前章で定義した「法」を対象にしたものがヴィパッサナー瞑想であり、「概念」を対象にしたものがサマタ瞑想と考えてよいでしょう。

サマタ瞑想では、注意が一つの対象の上に不動に止まり、完全な静止状態に達します。散乱の鎮まった静けさが特徴的です。一方、六門からの入力情報を観察するヴィパッサナー瞑想の仕事に、サマーディの極度の集中力がともなうと、異様なまでの明晰さに達して、洞察の智慧が閃いてきます。その智慧が煩悩を根こそぎにするので、解脱の仕事にはサマーディの完成が要求されるというわけです。

しかし、私たち在家の瞑想者がサマーディを完成させるのは至難のことなので、集中力を高めるだけで充分です。サマーディを完成させようと努力する過程で、集中力が素晴らしく磨かれていきます。ピンからキリまでさまざまな段階がありますが、集中力は、すべての仕事や勉強、スポーツ、芸術などの、あらゆる技能に必要不可欠なものです。仕事率や能力の高さは集中力に裏づけられていることも珍しくはありません。この理由からも、サティの技術と並行して習得を心がけるべきでしょう。

ちなみに、私たちの採用しているマハーシ・システムでは、呼吸にともなうお腹の「膨らみ（膨張感）・縮み（収縮感）」などを中心対象にして集中しながらサティを入れていくやり方になっていますが、これは最初からサマーディとサティを同時に養おうとする意図のもとに設計されているからです。

（3）サマーディの衝撃

＊鼻が消えた

ヴィパッサナー瞑想の最も重要な仕事の一つである「法と概念の識別」も、サマーディの力がある程度高まらないと検証できないものです。集中力の乏しいサティでは、高速展開している現象世界の実情も、さらに素早く変化している心の世界もフォローしきれないからです。

通常私たちの自覚には上りづらいことですが、心というものは、恐ろしいほど高速で展開している世界なのです。そのあまりの高速度ゆえに、複数のものが一つにまとめられて印象に刻まれ、事実の世界を錯覚し見誤るという事態が発生してしまうのです。例えば、扇風機には三枚ないし四枚のファンが装備されていますが、回転が始まると一つのディスクが存在しているようにしか見えないでしょう。本当は錯覚なのに。そのように法としての事象に、思い込みや先入観が投影され、情報の歪みが発生していく時も同じメカニズムが働いています。

ところが、もし回転する扇風機を見て、四枚のファンが識別されて直視できるような視力があったなら、存在しているとしか思えなかったディスクは、心が作り出している幻影にすぎないのだと分かるでしょう。これを話として知的に納得するだけでなく、本当にそれを目の当たりにした時には、衝撃的な理解に心が揺さぶられ、確実に私たちの認識に影響が残るだろう、ということです。

そのような明晰な視力をもたらすものが、サマーディなのだと理解してよいでしょう。扇風機は譬えでしたが、実際の瞑想の現場ではどうでしょうか。

ミャンマーの僧院で瞑想修行をしていた時のこと、鼻がとてもかゆくなってきたことがありました。そこで「かゆみ」とラベリングしたのですが、この時は掻きたいという心が強く働きました。集中が大変良くなっていた時だったので、よし、センセーション（身体感覚）をしっかり感じてみよう、といつもより何倍も注意を注いでサティを入れていきました。掻きたい欲求を確認し、「（手が）離れた」「上がった」「（手首が）回った」「（腕を）引いた」「触れた」「掻く、掻く」と、初めは手指の動く感覚に集中し、次いで鼻の体表面の感覚に集中して掻いたのです。一瞬一瞬の対象に一〇〇パーセントの注意が絞り込まれ、一切の概念的な夾雑物が除外されて、空間にただその知覚対象だけが浮き彫りになっているかのような印象でした。

すると、パッと鼻が消えた、鼻がふっ飛んで無くなってしまった！　という印象を持ったのです。そこには「かゆみ」という身体感覚はありましたが、抽象的な概念である「鼻」というものは存在しなかったのです。衝撃でした。普段の瞑想の時でも、鼻のイメージを浮かべながら掻くなどということはありません。センセーションに集中して掻いていたのですが、やはりそれでもどこかに鼻を掻くというイメージが混入していたのだと、この時に分かりました。手を伸ばして掻く部位は、鼻なのです。どこかで一瞬でも鼻を意識しなかったら、正確に手が届かないかもしれません。ところが、サマーディが高まっていたこの時には、千分の一か万分の一秒の単位で意識されるはずの「鼻」という概念が完全に除外され、「鼻がない!」という強烈な印象になったのだと思われます。

ささやかな体験でしたが、いかに無意識かつ無自覚なまま、心の中の概念が事実の世界に投影されてしまうものかを思い知らされました。法と概念の混同というテーマは熟知していたつもりだったし、瞑想者の自分はその弊害を免れているだろうと信じてもいました。事実を見誤る「痴（モーハ）」や無明の闇の深さは底が知れないと襟を正す思いでした。

一切の苦しみは自分の想いが作り出していたことを覚り、苦の原因となる悪しき想念行為を放棄していくプロセスが心の清浄道です。心が本当に変わっていくためには、概念がいささかも付着していないピュアな事実を目の当たりにする衝撃が必要であり、それを可能にするのがサマーディのともなったサティなのです。

＊イビキがうるさい

集中の悪い状態からだんだん良い状態になり、次第に高まってサマーディが完成するまでには、多くの段階があります。たとえ完成状態にまで至らなくとも、集中が高まれば高まるほど瞑想内容は良くなり、瞑想内容が良くなれば心が変わり、心が変わればドゥッカ（苦）から解放されていくのが、ヴィパッサナー瞑想のシステムです。

私たちは、絶えずくだらない思考の流れに浸っているのにそれが自覚できず、ただボーッとしているだけなのだと勘違いしているのです。しかもその思考内容は概ね自己中心的な欲望や批判、不平不満などお粗末な煩悩系のものばかりです。しかし集中が高まってくると、そのような潜在意識的な無自覚な思考を識別し、きれいにストップさせることができるようになります。事例を見てみましょう。

瞑想合宿の同室者のイビキがうるさくて睡眠不足に陥った、と面接で報告した方がいました。サティを入れましたか、どんなラベリングでしたか、と訊ねると、「音」「〈うるさい〉と思った」「イライラしている」などを繰り返したが、効き目はなく、悶々として眠れぬ夜となった、ということでした。

「それでは、今夜再挑戦してください。ポイントが二つあります。一つは、『慈悲の瞑想』をしっかりやることです。怒りや嫌悪の反応が起きないようにするためには、反応系のプログラムを慈悲の色に染め上げるのが一番です。ただ定型の言葉を唱えるだけではなく、実感がこもるように想像力を働かせるとよいでしょう。

現在の日本では、ヴィパッサナー瞑想者は圧倒的な少数派です。それなのになぜか一緒に合宿入りし、同じ釜の飯を食べ、枕を並べて就寝するとは並々ならぬ縁があってのことです。もしかしたら過去世では同じ寺で、ともに瞑想した法友同士だったかもしれないでしょう。その二人がゆくりなくも再会し、互いに前世の修行の続きをしているにちがいないと考えるのです。悪意があってイビキをかいているわけではないのですから、慈悲の心で祈ってあげてください。

もう一つは、サティを入れるタイミングです。自分では妄想していないつもりでも、私たちの心は無自覚なまま厖大な思考をしています。その思考がネガティブな内容なので、いつの間にかイライラや嫌悪など怒り系の心所《しんじょ》が起ち上がってしまうのです。心所というのは、メンタル・ファクターのことです。心に怒りのファクターが入るので、その瞬間『怒りの心』になるし、後悔というファクターが入れば『後悔の心』に変わります。そうした無自覚な思考と思考がもたらす不善心所を止めるには、サティを入れるタイミングを超厳密にするのです。

ガー、ゴーとイビキが聞こえるでしょう。ゴーという音が鳴り終わり、一瞬のポーズがあって、次のガーが始まる瞬間の冒頭部分に狙いを定めて、ガーと鳴った瞬間『音』『聞いた』とサティを撃ち込んでください……」

翌日の面接では、鮮やかな結果が報告されました。イビキに対して非常に鋭い厳密なサティが入ると、嫌悪やイライラなどの反応はまったく起きなかったのです。音の鳴り始める瞬間にピンポイントの注意が絞り込まれて、音が鳴る↓「聞いた」……と間髪を入れずにサティを入れることが繰り返されました。一〇〇メートル競争で「位置について」↓「用意」↓「ドン！」とピストルが鳴った瞬間のタイミングと同じように、完璧に音の冒頭でサティが入ったので、いかなる思考も働き出す余地がなく、嫌悪もイライラも微塵も現れなかったのです。のみならず、クリーンヒットのような小気味のよいサティが連続するうちに楽しくなってきたといいます。良い瞑想の証しである「喜（ピィーティ：piti）」まで生じていたのです。

この事例が物語っていることは、集中が高まって非常に厳密なサティが入ると、完全に思考が止まり、その結果、いかなる感情的な反応も起きない、というセオリー通りのプロセスが検証されたことです。

（4）　サマーディとは何か

＊サマーディの構成因子

サマーディがどのように完成していくかを見てみましょう。原始仏教では、「尋《じん》・伺《し》・喜・楽・一境性《いっきょうしょう》」の五つのファクターが揃うと、サマーディの第一段階である初禅が確立すると考えています。簡単に説明すると、「尋（ヴィタッカ：vitakka）」は、一点に注意を集中させようとする瞬間の心所です。例えば、何となくざわざわした散漫な会場にいた時に、「皆さん、エアコンの音に注意してください」と言われると、私たちの心は一瞬にして耳の門にフォーカスされていきます。他の五門が閉ざされ、すべての注意が耳の情報に向けられていく。この働きが「尋」であり、第二章で触れた「分け入っていく注意」と同じものです。集中力の土台となる、サマーディの構成因子の一番目です。

「尋」が未熟で不安定な人は、当然、集中力が弱くなります。「尋」を強化するためにまずやるべきことは、心が乱れないような環境設定をすることです。気がかりなことや、後悔や忸怩《じくじ》たる想いに駆られるような言動があれば、人の心は落ち着かないのです。なぜ五戒を守ることが瞑想修行の大前提なのか。戒を破る荒れた生活をしていれば、心が乱れて

「尋」が不安定になるからなのです。

次に、「尋」が安定すれば、必ずセットで「伺（ヴィチャーラ：vicāra）」が現れます。「伺」の仕事は、対象を詳細に観ることです。「尋」が確立されると、他の対象を除外しようとするエネルギーは必要なくなり、その結果、フォーカスされた対象が詳細に伺察されるのです。例えば、歩く瞑想や座る瞑想でのセンセーション（身体感覚）が、最初は大ざっぱな固まりのような印象でしか感じられなかったのに、「尋」が安定するにつれ、センセーションの発生する瞬間と変化していくプロセス、滅していく瞬間の微妙な変化まで感じ取れるようになります。「伺」が緻密に観る仕事をしていたからです。

中心対象を外して、音に心を奪われたり、妄想に巻き込まれてばかりでは、なんともつまらない瞑想という印象になりますが、「尋」「伺」が安定すると、狙い通りの対象に注意が安定して注がれ、集中している心地よさなどから「喜（ピィーティ）」が生じてきます。楽しくなってくるのです。

「喜」には段階があり、瞬間的に訪れる小さなものや、繰り返し打ち寄せる波のような喜、体が空中に飛び上がるような欣《きん》喜雀《きじゃくやく》躍する喜、全身が喜びで満ち溢れ浸されるような喜などさまざまです。

「喜」は比較的簡単に体験できるものですが、快感ホルモンが分泌される状態なので、多くの人がサティを入れて見送るのを嫌がって、耽溺しようとする傾向があります。そのような欲があだとなって、自滅してしまうのが定番です。快も不快も等価に観る原点を忘れずに、サティを入れなければなりません。

やるべきことを淡々と行なっていくと、「喜」よりもレベルの高い「楽（スカー：sukha）」が現れてきます。抑制されたエクスタシーであり、沈々たる静かさのともなった深い落ち着いた喜びです。ここまで来ると、この世的な官能の喜びなどは、下品で猥雑なものに思えてくるでしょう。サマーディは、眼耳鼻舌身の感覚を楽しもうとする「欲界」を離れるエネルギーがないと成立しませんが、逆にサマーディの法悦の感覚を味わってしまうと、「欲界」から得られる快感の不純さが際立ってきます。純粋な知覚対象に瞬間的な妄想の編集をかけて、ごった煮にしたような猥雑な実態や実情が知られてくるのです。

「尋・伺・喜・楽」が揃うと初禅の確立ですが、ダンマ（ブッダの教え）を分類整理した「アビダルマ」の論書ではさらに「一境性（エカッガター：ekaggatā）」が付け加えられます。注意が一つの対象の上に不動に止まった静止状態です。対象に没入するような合一感が現れ、最初のサマーディの段階「初禅」が確立されるのです。

サマーディが完成してからもさらに段階があり、例えば、第二禅になると「尋」のファクターが脱落します。集中が安定すれば、他の対象を除外する「尋」の仕事は不要になるからです。第三禅になれば「伺」の要素も消え、第四禅では「喜」も消えて、第五禅に至ると「楽」までもが消えて、聖なる無関心とも言うべき「ウペッカー（捨）」と「一境性」の合一感覚だけになります。ヴィパッサナー瞑想のサマーディは、ここまでです。

九次第定ではここからさらに無色界のサマーディを追究しますが、第一章でも触れたように解脱の仕事には役に立ちません。あくまでも法としての存在の本質を洞察するのがヴィパッサナー瞑想の世界だからです。煩悩を滅尽させて解脱を完成させる仕事こそが推奨されるのであって、無色界の深遠なサマーディに入定したところで、ブッダからは「現世の楽住」（『削減経』）にすぎないと一蹴されてしまうでしょう。

＊サマーディの特徴

このようにして「尋・伺・喜・楽・一境性」が出揃うと、対象への集中度が極限に達した「サマーディ」という特殊な意識状態が現れます。

サマーディが完成してきた時の特徴を挙げると、まず一番目は、鮮明度です。サマタ瞑想の概念的な対象も、ヴィパッサナー瞑想の六門からの知覚対象も、驚くほどクリアーになってくるのです。その鮮明度は、「安止定」と呼ばれる完璧なサマーディ状態を頂点に、完成状態に近づいた「近行定」、その前段階、強い集中状態、普通の集中、弱い集中、通常意識、集中の悪い状態、散乱状態……と、段階的であるのは言うまでもありません。サマーディがどの程度高まったかの目安は、対象の鮮明度で計ることができます。身体動作にともなうセンセーションを観察する身随観の場合には、足やお腹のセンセーションがどこまで生々しく微細なところまで感じられるか、その度合いやクリアーさによって集中度を判定するとよいでしょう。

サマタ瞑想でサマーディが成立した場合には、瞑想対象がイメージであるはずなのに、肉眼で見る実物と区別がつかないほどの、美しいまでの鮮明さで現れます。白黒映画を観ているうちに突然、カラー映画に変わったようなリアルな存在感があるので、それが神仏などのイメージだった場合には強烈な神秘的体験になってしまいます。所詮こちらの心が仮作《けさ》した脳内イメージの投影にすぎないのに、その鮮明な印象ゆえに法としての存在と誤認し、錯覚してしまうのは典型的なパターンです。

ヴィパッサナー瞑想では、宇宙や神仏など究極のイメージも食べ物のイメージもまったく同じ妄想扱いをして、法と概念を厳しく識別していきます。どんなものでも好き勝手に考え出せる概念や妄想の中身を、ダンマと混同して、人生の原点や拠りどころには到底できないからです。

この鮮明さがヴィパッサナー瞑想に出現してくると、六門から入力される一瞬一瞬の現実の知覚が異様なほど鋭いものに一変します。例えば、川のせせらぎや小鳥の鳴き声など何の変哲もない普通の音だったものが、サマーディに達した瞬間、この世のものとは思えない信じられないような美しい響きで耳を打ち、圧倒してきます。その聴覚が澄み渡っていく感覚は、例えば、千メートル離れたところで落下させた針の音が間違いなく聞こえるだろうと確信したくなるほどです。

二番目の特徴は、没入感や合一感です。通常の意識状態では、瞑想をしている自分という感覚が常にともなっていて、自分と瞑想対象との間に分離感が存在します。ところがサマーディに達すると、客体との間の分離感が消え、主客未分の融合状態が出現するのです。「路傍の草が私だ!」と、その対象になりきってしまった印象です。その時の瞑想対象次第で「私は神だ」「私は宇宙だ」などもありうるでしょうが、「私は餃子だ」「私はドーナツだ」はまずないでしょう。誰も餃子やドーナツを瞑想対象にはしないからです。

それは突然やってくるのが特徴的なので、不意打ちの印象を三番目の特徴に挙げてもよいでしょう。不意に襲来する印象も神秘的体験に誇張されていく要因ですが、たんなるサマーディの特性として、それ以上でも以下でもない、ただのサマーディ体験としてありのままに受け止めることが望ましいのです。

サマーディが完成する直前までは、集中を高めようと懸命に努力を重ねているのですが、ひとたびサマーディが成立するや、主客未分の合一状態が現れます。主体の側のコントロールする意識が突然、脱落するのです。瞑想対象になりきって融合してしまうと、当然こちらから意識的な操作ができなくなりますが、そのコントロール不能性が四番目の特徴です。自分で自由にコントロールしている感覚があれば、サマーディはまだ完成していないと判断されるでしょう。

いったんサマーディが成立すると、ただその状態に没入しているだけなので、それまで重ねてきた努力感は何もなくなります。やすやすとその状態に浸りきっているだけなので、その無努力感がサマーディの五番目の特徴として挙げられます。

ヴィパッサナー瞑想の場合には、サティを持続させようと、あれほど苦労してきたのが嘘のように、何に対してでも自動的にサティが入り続けるのです。多くの瞑想者がこの状態を体験していますが、誰もが素晴らしいと口を揃えて讃える実に感動的な状態です。

六番目の特徴は、ヴィパッサナー瞑想特有のスピード感です。つまりサマーディが成立すると突然、サティが高速化し始めるのです。通常は「膨らみ」→「縮み」→「音」→「連想」→「膨らみ」→「縮み」……という流れですから、サティが入るのは数秒単位のゆっくりしたものです。思考は元来素早い現象なので、思考に対するサティは速くなりますが、せいぜい一秒に一個程度でしょう。ところが集中が高まり、サマーディが成立してくると、もともと驚くべき速さで生滅していた心の動きが瞬間ごとに捉えられるので、サティの個数は一秒間に三個、五個、十個……と増えていき、信じがたい高速サティが飛び出してきます。ヴィパッサナー瞑想特有の「瞬間定（カニカ・サマーディ）」です。これは、サマーディとサティが見事に融合しながら協同作業をしている状態なので、サマーディだけに特化している状態ではありえないことです。

＊瞬間定

古来から伝えられてきた諸々の神秘体験や宗教体験は、こうしたサマーディの特徴から引き起こされた錯覚や、脳内現象に帰するものが多いようにも思われます。法と概念の識別が厳密にチェックされなければならない所以です。

一方、ヴィパッサナー瞑想では、集中の極みであるサマーディの力を一瞬一瞬の対象に分散し、間断なく生滅変化する事象に対して一瞬の合一を矢つぎばやに繰り返している状態といえるでしょう。サティとサマーディが連動して働くヴィパッサナー瞑想特有の構造から、刹那刹那に生滅する事象が異様なまでの鮮明さで浮かび上がり、その生の瞬間と滅の瞬間を見届ける洞察の仕事が進行していくのです。

サマーディの強力な集中がサティの精度と速度を矢のように鋭くし、一瞬一瞬の事象に撃ち込まれ、その本質を暴き出していく……。これが、ヴィパッサナー瞑想が本当に必要としている「瞬間定（カニカ・サマーディ）」です。瞬間定が完成した時、瞑想者に見えるこの世界の風光は実に衝撃的なものです。

知覚された瞬間に、その世界が崩壊する。異様な鮮明さで出現した世界が、その瞬間に崩れ去っていく。一秒間に数十回も発光するストロボのような速度と鮮明さで、そうした光景が目の当たりとなる時、安定して存在していた世界は、思考がまとめ上げた概念の世界であったことが直観されるのです。怖るべき速度で生の瞬間と滅の瞬間を無意味に繰り返している無常の世界。その真の姿が露呈された時、瞬滅する事実の世界には何一つ執着できるものなど存在しないことが諒解されるのです。

（5）　智慧が生まれるメカニズム

＊サティが智慧に昇格するプロセス

サマーディの特徴は、心のすべてのエネルギーを一点に絞り込んでいく求心力です。ヴィパッサナー瞑想のように複数のメンタル・ファクターが協同作業をするシステムでは、あらゆるものを一点に集約させていく求心力が働くと、諸々のファクターが一斉に賦活《ふかつ》されて強まります。これが、サティの仕事をレベルアップさせる縁の下の力持ちになっていると考えられます。たんなる気づきにすぎなかったサティが、観察→洞察→智慧……とレベルアップしていく背景には、サマーディが一役買っているのです。

集中を高めようと強烈な注意が絞り込まれてくると、顕微鏡の倍率が上げられるように、知覚対象の精度がアップしてきます。その鮮明さゆえに、対象が意識に触れた瞬間に読み出される情報量が増大します。細部が明確化され、千分の一、万分の一秒単位の時間的な消息も一瞬に把握されるでしょう。つまり集中の度合いがアップすることによって、知覚対象に気づくことしかできなかった段階から、対象の本質を瞬時に理解する段階へと進化してくるのです。「気づきモードのサティ」から「観察モードのサティ」へのシフトです。

これは、他の対象を除外する「尋」の働きが不要となって、「伺」が存分に働いている状態に対応していると言ってよいでしょう。サマーディのような高度なレベルではなくても、誰にでも起きうることです。仏教用語としては、「サティ」＋「正知《しょうち》（サンパジャニャー）」に相当すると考えられます。

サティというものは、現在の瞬間に気づく仕事をすれば、本来の任務をまっとうしています。サティが安定し、心が中心外へ逸れなくなってくると、余計な労力を費やさずに中心対象を観察する余裕が生まれてきます。すると、たんに気づくだけで精一杯だった状態から、気づかれた対象への理解力が生じてくるのです。サティを入れた対象が一瞬にして把握でき、よく見えるがゆえに理解力が働く状態を「正知」と言います。「正知」には複数の意味があり、例えば、日常生活の一挙手一投足にサティを入れるのが「正知」であるのはよく知られています。常にサティを維持するために重要なポイントです。しかし、気づかれた対象の本質を理解することは、まさに仏教の智慧が発現してくる現場なのです。集中力が高まれば高まるほど、そうした洞察の智慧が鋭くなり、理解の度合いが深められていくでしょう。やはりサティと並行して、サマーディを高めていくのが王道です。

*サマーディの盲点

サマーディの問題点は、集中の状態そのものにあります。一つの対象に注意を絞り込めば、それ以外の対象は無視されます。そのように集中が高まった状態から、問題が発生してくるのです。「鹿を追う猟師は、山を見ず」と言います。一点に集中しすぎれば、他のものは何も見えなくなり、全体を見失う危険があるのです。

「あ、あそこにあった！」と、探し物が見つかった瞬間、それまで全体をほぼ均等にサーチしていた脳が一点集中型に切り換わります。目標点に近づこうと、注意がフォーカスされたその瞬間に、鍋にけつまずいて、カレーが床に引っくり返るのです。集中が、あだとなるケースです。

サマーディが高まることによって、心の闇の部分を強力に抑圧してしまうこともあります。また、集中のよい人は何ごとにものめり込む傾向があり、そういう人が、愚かな価値観を基軸にして判断を過つと、とんでもないことになるでしょう。サマーディは一点に集中する特性ゆえに、偏りも生み出してしまう危険要素があることは心得ておきましょう。

多くの瞑想者は、サマーディを至高のものとして偏重する傾向がありますが、ヴィパッサナー瞑想では、最高の状態を構成する一つの因子にすぎないと見ています。ヴィパッサナー瞑想では、諸々のファクターがチームを組んで協働する時に最高の状態が出現するのです。

＊悟りの七覚支

サティとは、「現在の瞬間に気づく」という働きをするメンタル・ファクター（心所）ですが、気づき→観察→洞察という流れで成長しながら、解脱の瞬間に向かってレベルアップさせていくべきものです。それは、ヴィパッサナー瞑想独特の構造に由来しています。この瞑想が理想的に機能している瞬間には、互いに性格の異なる諸々のファクターがバランスよく協同作業をしているのです。

サマタ瞑想の場合には、サマーディだけが突出して完成してくれれば概ね仕事は成功ですが、ヴィパッサナー瞑想では、サマーディ以外のファクターも均等に成長させながら、最終的には、七つのファクター（七覚支）が絶妙のバランスで出揃った時に解脱の一瞬が訪れるという総合的な瞑想システムなのです。七つのファクターとは、次のようなものです。

①六門から入力される情報はすべて対象化し、ただ認知するだけに留めて淡々と気づいていく。（サティ）

②分析的に捉える視点に立って、瞑想対象を眺める。（択法）

③瞑想に必要な心のあらゆるファクターをフル稼動させるために、強力に努力精進のエネルギーを放出する。（精進）

④取り組んでいる仕事がうまくいき始めると、興味が出てきて楽しくなってくる。（喜）

⑤心や体の激しい波立ちや昂奮を鎮め、静かに安らいだ状態を作っていく。（軽安《きょうあん》）

⑥対象に没入し、瞑想者と瞑想対象が融合し合一するほど集中する。（サマーディ）

⑦心に入ってくるすべての対象を公平に、等しい距離をもって眺め、無差別平等の精神に貫かれた明晰な無関心の状態を保つ。（ウペッカー〈捨〉）

このように、互いに拮抗し合う要素を必要充分なまでに成長させ、そのすべてが見事なバランスで統合される時、最高の瞑想ができるだろうという世界なのです。ヴィパッサナー瞑想が一筋縄ではいかない究極の瞑想と言われる所以でもあります。

七覚支は解脱の仕事を完成させる時のファクターですから、これから小学校に入学する初心者には遠い話かもしれません。何よりもサティの基礎レッスンが第一です。しかし、ヴィパッサナー瞑想はサティだけがすべてではありません。また、サマーディだけが特化した瞑想も偏ります。精進過剰になれば必ず疲れます。静かに安らぎすぎれば、怠け心が鎌首をもたげたり、静かさゆえに眠気に通じてしまうこともあります。喜とウペッカーも拮抗した関係です。

このように、初心者でも良い瞑想をするためには、まだ萌芽の段階であれ、七覚支のバランスを取りながら各要素を育てていかなければなりません。互いに拮抗し合い、矛盾し合う「サティ・択法・精進・喜・軽安・サマーディ・ウペッカー」の七つのファクターを統合し、まとめ上げていくのは大変なことですが、それゆえに、性格の異なる因子が絶妙のバランスで整えられた時には、あらゆる局面に対応できる巨大な力を発揮します。

諸々のファクターを協働させながら、智慧の発現を目指す総合的なシステムがヴィパッサナー瞑想です。現在の瞬間に気づく要素も、六門からの知覚対象を等価なものとして公平に眺める要素も、気づいたものの本質を分析的に洞察する要素も、すべて七覚支の中に包含されています。単一では功も罪もあったサマーディも、七覚支に統合されて力を発揮するならば、その特性が最高度に輝くでしょう。

まず、サティとサマーディの両輪のバランスを取ることから始めて、七覚支の完成に向かって精進していきたいものです。

第四章　基本瞑想の実践マニュアル

（1）　歩く瞑想の原理とラベリング

＊経験と確認

ヴィパッサナー瞑想は、まず体の動きに気づくことから始めます。心の現象よりも体の動きのほうが簡単に気づけるからです。重要な目的の一つは、妄想を離れることです。妄想は止めようと思っても止められません。私たちの心は、何を見ても聞いても、必ず連想や妄想が浮かんでしまいます。だから一瞬一瞬の体の動作に注意を釘づけにしてしまうのです。

体が動く。センセーション（身体的実感）が生じる。それを感じる。気づきを入れる。この「気づき」をパーリ語で「サティ（sati）」と言います。現在の瞬間を捉える心です。このサティを連続させていくことが、思考や妄想を止めて「真実の状態」を観る技術なのです。

体が動いている実感は、過去や未来のことではなく、今のことです。一瞬一瞬感じた体感に気づけば、現在の瞬間が捉えられている証しになります。これは、体の動作を中心に随観していくので、「身随観」とも言います。随観とは、ヴィパッサナーの「パッサナー（passanā）」の部分の訳語で、サティを入れながら一定の対象を観察し続けていくことです。順番として、座る瞑想や立つ瞑想よりも、まず歩く瞑想から始めるのが効果的でしょう。動きがダイナミックなので感覚が取りやすいからです。

思考や妄想の団子状態にならないことと、「法（ダンマ）」と「概念」を厳密に識別することは、ヴィパッサナー瞑想の一番大事なポイントです。センセーションには物理的な身体実感があり、イメージや思考や妄想の質感とは明らかに違いがあります。センセーションが次々と変化していくプロセスまで綿密に追究していけば、明晰な現実感覚を失わずに、思考が止まった状態を確認することができるはずです。思考によって歪められない、直接知覚の状態で捉えられる事象が「法としての存在」であり、ヴィパッサナー瞑想の純粋な観察対象です。

そのダンマに触れるために、一歩一歩、歩くたびに実感されるセンセーションに集中していくのが、歩く瞑想です。最初は大ざっぱな動きから始め、だんだん細かな動きを感じるようにします。普通に道を歩く速度で脚全体の動きを感じながら、「右」「左」「右」「左」と言葉を付けて確認していくのですが、歩く瞑想を解説する前に、まず「言葉確認」の技術であるラベリングについて正確に理解しておきましょう。

＊ラベリングの認識確定

いま経験している出来事を一瞬一瞬気づいて確認するのがヴィパッサナー瞑想です。気づきがあればサティがあるのですが、気づきを言語化して認識確定をする仕事を「ラベリング」と言います。ラベルをペタペタ貼っていく要領で、現在の瞬間の出来事を「言葉確認」していくのです。

すでに気づいていることを、なぜ言葉で確認するのかという素朴な疑問を持つ方もいます。法と概念を識別するのに、ラベリングという概念をなぜ使うのか、と訊かれた方もいます。確かに、六門（眼《げん》・耳《に》・鼻《び》・舌《ぜつ》・身《しん》・意《い》の感覚受容器）の情報を知覚する瞬間には、いかなる思考やイメージにも干渉されず、直接知覚の状態で捉えるのが原則です。しかし、次の瞬間に言葉で確認をしないと、認識が曖昧になる傾向もあるのです。

例えば、遠くで犬の吠える声がした時、「音」とラベリングするのと、「聞いた」とラベリングするのと、何もラベリングしなかった場合とでは、私たちの認識は微妙に異なってきます。「音」と確認すると、まず犬とかバイクとか音の内容は関係ない、ただの音にしかすぎないという印象が強まります。同時に、こちらの意識が音源のところにまで飛び出していったかのような印象もあります。「聞いた」とラベリングすると、こちらの意識は鼓膜の内側の脳の中に留まっているような印象となり、音源に突き刺さっていく感じにはなりません。ラベリングなしの場合には、認識される印象が全体に弱く、微妙な差異を感じ分ける仕事はやりにくくなります。

明確な言葉で言語化された瞬間、ピンボケだったカメラの焦点が定まるように、曖昧だった認識が鮮明化するのです。イライラ状態から脱け出せないでいた人が、よく観察したら妬んでいる心が見え、「嫉妬」とラベリングした瞬間、憑き物が落ちたようにイライラ状態が霧消したというケースがあります。ラベリングの言葉がピンポイントで認識を確定したので、強力な自覚化と対象化作用が起き、つかんでいたものを手放すことができた事例と言えるでしょう。

最近の脳科学の知見によれば、言語野が働かなければ、時間の感覚も因果性も論理的な理解もまったく成り立たず、すべてがバラバラの断片的印象の去来になってしまうことが知られています。仏教の要である三法印《さんぼういん》、例えば「無常」の時間性や「諸法無我」の因果性の認識などは、言語野の神経細胞の活動が関与しないかぎり、洞察されることも悟られることもないのではないかと想定されます。

多くの初心者にとってヴィパッサナー瞑想が難しく感じられるのは、適切なラベリングを瞬間的に選び出せないからです。思い込みや先入観を排除した正確な知覚、エゴ性を離れた客観的な認識、本質を見抜く洞察力、豊富なボキャブラリー（語彙）、正確な言葉の使い方等々、総合的な力が必要なのです。しかし、そのために訓練をし、修行を続けていくのです。一つ一つのピースを正確に配置する積み重ねによって、「智慧のジグソーパズル」を完成させていく壮大なシステムがヴィパッサナー瞑想です。

ラベリングは認識を鋭くするのにも、洞察の智慧が閃くのにも必要不可欠なので、必ず訓練するものと理解しておいてください。

＊実感と言葉

では、歩いてみましょう。左右どちらの足からでもかまいません。右足の動きを感じたならば「右」とラベリングします。ただし声には出さず、黙って心の中の内語《ないご》でします。

今この瞬間に自分に起きた出来事は、歩行していること、右足が動いたこと、その感覚を感じたこと、でした。それが現在の瞬間に知覚し、経験した事柄だったのです。

これは妄想ではなく、現実の出来事でした。だから「右」と言葉のラベルを貼って確認するのです。「左」「右」「左」「右」……と、足の動きを感じるたびごとにラベルを貼っていけば、これでヴィパッサナー瞑想が始まっています。

ポイントは、かけ声にならないこと。感覚をしっかり実感し、感じ終わってからラベリングすることです。心の九〇パーセントは実感を感じる仕事に使い、ラベリングには一〇パーセント程度の配分がよいのです。ラベリングは極めて重要なものですが、重点を置きすぎると本末転倒、脳の中で言葉の比重が大きくなりすぎます。そもそもセンセーションの言語化が馴染まない「身随観」では、言葉の確認よりも、いま経験した瞬間の事柄、つまりセンセーションそのものをよく観ることのほうがはるかに大事なのです。言葉選びに迷ったら、「感じた」「感覚」ですませてもかまいません。

心の現象にサティを入れる心随観の時には、慎重にラベリングの言葉を選ぶので比率が変わりますが、身随観の場合には「実感90：言葉10」の配分を目安にしてください。音や妄想に心が飛んだり、心の現象、例えばイライラしたりした時などは、慎重に言葉を選んでラベリングするようにします。

＊現象が先、確認が後

「現象が先、確認（ラベリング）が後」という原則を覚えてください。

たとえ千分の一秒であれ、経験する心と確認する心は時系列であって、同一の瞬間に生起することはありません。感じながら同時にラベリングをしているというのは偽りの印象です。センセーションを感じることにすべての注意を没入させる。感じられ、認識されたものを確認する。この連続が良い修行です。足の動きにダブらせて機械的にラベリングをしていると、自己暗示をかけているようにトロリとしてきたり、別のことを妄想しながら「右」「左」……とうわの空のラベリングになっていたりします。しっかりセンセーションを感じることが、ダンマを捉えることにつながります。

一定の時間歩いたら、次に歩く速度をゆっくりにします。歩幅は小さく、足は高く上げずに地表すれすれに歩くのがよいでしょう。フラつかないためであり、軸足の感覚に気を奪われないためです。観察するのは、動いている足の感覚の変化です。足裏が床から離れる感覚と着地する感覚をそれぞれに感じ分けて、「(右足が)離れた」「着いた」あるいは「離れた」「着《ちゃく》」などとラベリングします。

このように感じるべきとか、これが正しい経験の仕方だという公式のようなものはありません。感じ方、経験の仕方は各人各様、千差万別です。また、同じ人でもその時々で変化します。ヴィパッサナー瞑想は、他人ではなく自分の心と体の現象に気づき、その変化過程を観察していくものです。理想型を追求する発想ではなく、ありのままの現状の確認です。

ラベリングの言葉は自然に浮かんできたものを重視しますが、修行環境や情況に応じて柔軟に使い分けることも必要です。例えば、仕事中や日常生活の中でサティを入れる時には、動作に合わせて「伸ばす」「つかむ」「持ち上げる」「引く」など大ざっぱな現在形のラベリングでもかまいません。一方、瞑想に専念できる時には、センセーションの実感に心がけ、現在形ではなく完了形の言葉確認が適しています。

「離れる」「着く」あるいは「上げる」「下ろす」などの現在形では言葉の影響を受けて、いつの間にか動作とラベリングが重なってくるからです。言葉を言いながらでは、よく感じることができません。感覚を実感する右脳の仕事と、言葉確認の左脳の仕事が競合してしまうからです。

「離れた」「着いた」と完了形にすると、動作が完了し、感じる仕事が終わってから、確認の言葉を発するタイミングになるでしょう。

ただし、このようにラベリングよりも実感を重視するのは、純粋に瞑想修行を進めていく時のポイントなので、臨機応変に対応してください。日常生活や仕事中にサティを入れる情況では、センセーションを実感する余裕はまずないので、現在形のラベリングでもかまいませんし、動作と言葉が重なっていてもOKです。日常の生活現場では、ラベリングができるだけでも素晴らしい修行になります。

＊ラベリング連呼の弊害

「上げる。上げる。上げる……」「下ろす。下ろす。下ろす……」と同じラベリングを連呼するのも好ましくありません。言葉の数が増えるほど、かけ声の要素が強まり、センセーションは実感しづらくなります。観察し、認識した結果を言葉で確認するのが、ラベリングです。同じ言葉を繰り返すのは弊害が多く、純粋な観察の瞑想にはなりません。ただ妄想が止まるだけです。

ラベリングを言い続けて意識の空白を塗りつぶしてしまえば、思考することができないので、妄想多発状態を免れることができるでしょう。しかしその前にやるべきことは、妄想にサティを入れて客観視する仕事です。原因があって妄想が多発するのだから、その心の状態をありのままに観ていけば原因まで浮上させることができます。妄想を嫌うのではなく、ありのままに受け容れて観察すれば、自己理解を深めるチャンスになるでしょう。

ヴィパッサナーでは、戦ってねじ伏せるのではなく、その存在をありのままに認めて、学ぶべきものを学んでいくのです。

＊歩行の実感にダンマを観る

集中が高まるにつれて、微細な感覚に気づくことができるようになります。次は感覚を四段階に分けて感じます。「離れた」「移動」「接触」「圧」あるいは「(圧が) 脱《ぬ》けた」「進んだ」「触れた」「踏みしめ」など。あわてないで、一つ一つの動作の始まりから終わりまでをよく感じてください。

右足から踏み出す場合、最初に右の足裏に意識を集中します。すると足裏に圧を感じるでしょう。足を上げると、その圧の感覚が消えていきます。この消えていく感覚が観察対象です。例えば、つま先に注意を絞り、床を踏んでいた足指が離れる瞬間、今までつぶれていた足指の肉が弾力でもどっていく感覚、圧が脱けていく感覚、消え去っていく余韻などです。

足が上がりきったら動作を止めて、「離れた」等のラベリングを入れます。現象が先、確認が後の原則を思い出してください。動作を止めないで流れるように動かしてしまうと、感じることもラベリングもいい加減になってしまいます。

ラベリングが終わってから、次に、足を前へ進めます。

足の移動していく感覚が観察対象です。注意を絞って、動き始めた最初の瞬間から感じ取るように心がけてください。一足分前へ進めたら、動作を止めてから、「進んだ」「運んだ」「移動」等のラベリングを入れます。

足首から下は、放り投げられて飛んでいくような受身の移動感なのでセンセーションが弱いでしょう。しかし弱くても、風を切って進む感覚や風圧など、感じられるままに捉えてください。足裏を中心に同じ部位に生滅する感覚の変化を観るのが目的なのです。「圧」↓「圧の消滅」↓「移動」↓「接触」……と、推移する感覚の無常性を観るのです。

「私には足がある」と感じるのは概念の世界です。どこからどこまでが「足」なのでしょうか。「足」と「膝」あるいは「足」と「足首」の境界線を厳密に引けるでしょうか。そこには、「色法（物理的現象の変化プロセス：rūpa）」が存在しているだけで、世間で呼ばれている「足」も「膝」も概念にすぎないのです。法として本当に存在が確かめられるのは、床を踏んで圧しつぶされている肉の圧迫感や、その圧が脱けていく感覚です。その実感は妄想ではなく、ダンマとして存在しているものです。

圧迫感というセンセーションが、生まれて変化し滅していく。「足」が上げられると、その圧迫感が脱けていく感覚が生起し、移ろい、消え去っていく。身体というものは、固定的な実体として存在しているのではなく、無常に変滅している「現象」であり、「変化のプロセス」にすぎない、と観るのが仏教の立場なのです。このような存在の無常性が洞察されていく時、自分の体や愛する人の体に対する渇愛や執着は、本当は体という概念にしがみついていただけではないのか、と根本的な錯覚（無明《むみょう》）が壊されていく可能性が開けるだろうということです。

考えごとの世界でダンマを理解しても、知識が一つ増えるだけであって、心が浄らかになるわけでも、苦から解脱できるわけでもありません。ブッダが人類に提示したのは、ダンマの実践による洞察の智慧であり、実際に体得すべきものでした。その「ブッダの方法」が、ヴィパッサナー瞑想と呼ばれてきたのです。

歩く瞑想がどのように煩悩を滅ぼし、心を浄らかにしていくのか。「法と概念の識別」というテーマが、実際の瞑想修行の中でどのように検証されるのか。その一例として、このような緻密なセンセーションの観察があるということです。

さて、感覚を感じる部位はできるかぎり小さいほうがよいでしょう。

歩くという行為は、足も膝も太腿も骨盤もお尻も、全身の動作なので、どの部位の感覚を観察するのか対象を特定しないと、場当たり的な散漫な仕事になってしまいます。注意をどこに注ぐか。

中心対象を足裏に絞って、スポットライトを当てるように観ていくと、そこの感覚の発生、維持、推移、変化、消滅、その余韻などが分かるようになり、最終的には存在そのものの「無常」を理解する土台にもなります。この中心対象を設定する方法は、あらゆる現象に気づく「サティ」の要素と並行して、集中力を高め、サマーディ（禅定）をも完成させていこうという狙いなのです。

最後に、足を下ろします。

今まで宙に浮いていた足を床に下ろすと、足裏の皮膚の表面が床面に触れ、その瞬間、接触感というものが発生します。集中がよければ、感電したように接触の瞬間が分かるでしょう。「触れた」「接触」「さわった」とラベリングします。

さらに、体重が一グラムでも加わり始めると、肉が圧迫される感覚や、畳や絨毯などの材質感、圧迫感がエスカレートしていく感覚、絨毯の毛羽立つ感覚やめり込んでいく感覚、体重が全部かかり終わって圧迫感のピークに達した痛み感覚など、さまざまな感覚が生じます。その感覚を充分に感じて、最適の言葉でラベリングします。「圧」「圧迫」「めり込み」「踏みしめ」など。

次に、今まで軸足だった左足に意識を向け、左足の感覚を取り始めます。ただし、踏みしめた右足の圧迫感がピークに達するまで観察していれば、当然左足の踵は上がっているので、残ったつま先に注意を注ぎ、後は右足の時と同じ要領で感じていきます。
歩く瞑想のやり方は、一五〇ページにまとめてあります。参照してください。

*サティをどちらに——50対50の法則

歩く瞑想の中心対象は、歩行の動作にともなうセンセーションです。集中がよければ、間断なく実感し、サティを連続させることができます。しかし実際にやってみると難しいことが分かります。絶えず何かの音が耳について注意を奪われるし、頭がかゆくなったり、膝が痛くなったり、思考やイメージも次々と心に去来してきます。

その時は、すかさずその現象にサティを入れます。音が聞こえたら「音」もしくは「聞いた」。思考やイメージが浮かんだら「考えた」「雑念」「妄想」「イメージ」などとラベリングします。

中心対象以外でも、心がはっきり経験した優勢な現象にはサティを入れるのが原則です。ヴィパッサナーは、現在の瞬間に気づいていく瞑想です。今この瞬間に、自分の心と体に何が起きているか。常に自覚的に、現在の瞬間を間断なく捉え続けることが、妄想、ひいては煩悩を離れていく修行になるのです。

中心対象に集中することを至上の義務のように考える必要はありません。集中のよい時もあれば、散漫な時もあります。どちらも必然の力が働いた結果であり、散漫な時には、中心外の音や妄想に入れるサティが多くなるだけの話です。ヴィパッサナー瞑想では、中心対象だけに集中することよりも現在の瞬間を捉え続けること、つまり気づきの持続のほうが大事です。

チラチラと妄想や雑念が浮かんできても、足の感覚が充分取れている場合は、妄想にはラベリングを入れずに無視してかまいません。音の場合も同じです。微かなエアコンの連続音や、ただ現れて通過していくだけの微弱な雑念にまで逐一ラベリングをしていたら、一歩も前に進めなくなるでしょう。

中心対象の感覚がはっきりしていれば、中心外の現象はただ分かっているだけで充分なのです。中心対象と比較して、中心外の印象度が半々まではラベリングせずに無視します。しかしその度合いを越えて、妄想や音や匂いが歩行感覚よりも強く感じられたら、そちらにラベリングを入れます。「優勢な現象」というのは、そういうことです。

これを「50対50（フィフティ：フィフティ）の法則」もしくは「優勢の法則」と覚えてください。

＊中心対象にもどる意味

これまで述べてきたように、歩く瞑想の場合は、歩行感覚が中心対象です。中心外の音や思考にサティを入れた直後には、必ずいったん中心にもどします。

「(足が床から) 離れた」→「進んだ」→「着いた」→ワンワン→「聞いた」→「(足が) 離れた」→「進んだ」→犬のイメージ→「雑念」→「(足が) 着いた」→「圧」……。ヒットを打っても、二塁打やホームランを打っても、必ずホームベースに帰ってくるように、どんな現象に心が飛んでも、必ず中心対象にもどすのがやり方です。

なぜ、いったん中心にもどすのでしょう？　理由は二つあります。

一つには、集中力を養うためです。外れても外れても、一点に心を振り向けていく訓練です。繰り返し中心に注意を絞る努力によって、心の散乱状態が鎮まっていきます。散乱が鎮まれば、落ち着いて一つ一つの対象がよく見えるようになります。やがてそれは、「気づき」から「観察」の瞑想に成長していきます。仏教の本当の智慧の発現につながっていくのです。たんなる仕事にまで発展していくでしょう。万物の真の姿を洞察する仕事にまで発展していくでしょう。

理由の二つ目は、中心対象にもどす瞬間、執着を捨てる訓練になっているからです。心に欲があり、煩悩があるので、フワフワと心がさまよい出て、音に心を奪われ、思考をつかみ、妄想にハマってしまうのです。

六門の入力情報にセットでともなっている楽受と苦受に対して、瞬間的に「好き」「嫌い」と反応し、欲望と怒りに巻き込まれていくのが、エゴの立場です。情報の中身をつかんで、のめり込んでいる状態ですが、サティが入れば、その瞬間、妄想していたことが対象化され、客体視することができます。その結果、当然のことながら、潔《いさぎよ》く妄想を離れて、中心対象に帰っていきます。

ところが、心に執着があれば、ラベリングしながら巧妙に妄想を続けることもありうるのです。例えば、「音」→「〈美しい〉と思った」→「〈どんな鳥なのだろう〉と思った」→「〈見たい〉と思った」→「見た」→「〈可愛い〉と思った」→「〈囀《さえず》る時には喉がヒクヒクして、尾っぽが揺れるんだ〉と思った」……。

これでは、純正なサティとは言えません。欲の心がきれいになることもありません。欲望も怒りも手放すから、心がきれいになるのです。執着を捨てた証しとして、その対象から離れて中心対象に帰らなければなりません。

音にせよ妄想にせよ、心に何かが触れたら、その対象の中身を詮索しないでサティを入れ、確認するのがこの修行です。どんな対象もつかまないことがポイントです。サティを入れるということは、その現象を捨てるということです。ラベリングして潔く煩悩を手放すことが、心をきれいにしていく一瞬一瞬なのです。

したがって、音や雑念など中心外のものにサティを入れたなら、必ずいったん中心対象にもどすようにしましょう。執着してつかんでいれば、心はそこに留まり、中心対象には帰れません。

中心対象の感覚に心がもどってくる。これは、直前の対象を捨てた証しになるのです。どんな現象もつかまない。執われない。執着しない。見送っていく。離れていく。捨てていく。離欲していく……。

これが、ヴィパッサナー瞑想という心の清浄道なのです。バタバタとあわてる必要はありません。眼耳鼻舌身意のどんな現象も、落ち着いてよく確認し、ラベリングを入れた後には、いったん中心対象にもどしてください。これを繰り返していくだけで、心がきれいになっていくのです。

＊心の闇を乗り超える

もし何か気になることや執われていることがあれば、サティを入れてもなかなか消えないでしょう。喧嘩相手のイヤな顔が消えなくなる場合もあれば、恋愛中の彼や彼女のイメージがどうしても心から離れなくなることもあります。あるいは、失業して雇用保険がとっくに切れているのに就職が決まらない、といった深刻な情況もあるでしょう。根深い問題があれば、いったん消えたもののすぐに再浮上して心にこびりついてきます。どうしたらよいでしょうか？

深刻な問題を抱えているわけではないのに、エアコンや時計の針音のような単純な繰り返し音などが気になって、ラベリングすればするほど、かえってその音やイメージに巻き込まれてしまい、抜き差しならなくなることもよくあります。ラベリングしているのに、消えないのです。どうすればよいのでしょうか？

心が対象をつかんでしまうと、サティ本来の「客観化作用」や「対象化作用」が機能しなくなります。ラベリング本来の働きが失われ、ただ言葉だけが虚しく空回りしている状態です。実際には「気づく」「確認する」という仕事をしないで、対象の内容に反応を起こしてしまっているからです。原因がはっきりしているものであれ、取りとめもないものであれ、心は心の法則に従って展開しているので、消えない時は消えないし、消えてもすぐに再浮上する時はするのです。

対処法は二つあります。

こんな時は、それ以上関わらないで、強引に意識を逸らせてしまうのが一つの方法です。最高五、六回ラベリングして消えなければ、足をドンと踏んで、中心対象の歩行感覚に意識を向けてしまうのです。これは、すり替えの技法というか、強制終了をかけてしまうやり方です。気になって心にこびりつくのが自分でもどうしようもないのだから、取りあえず離れてしまうのです。

サティの瞑想では、気づく心を失うことが最悪なのです。どんな対象であれ、サティが切れずに続いてさえいれば、取りあえず合格と考えてよいでしょう。サティの心があるかぎり、必ず立ち直っていくことができます。

一方、やや難しいかもしれませんが、第二の方法もあります。

その時、優勢に現れた現象をしばらく中心対象にして、徹底的に消えるまで観察するのです。「思考」「妄想」「気にしている」「執われている」「執着している」……とラベリングして、思考の流れや心の状態を観察していきます。

心の状態に次々とサティを入れて気づくことができれば、自己理解が深まり、正しい方向に心を変えていくことができるでしょう。心の状態を対象に随観していくので、この方法を「心随観」と言い、第五章で詳しく説明します。

瞑想修行の初期段階では、中心対象に持続的に注意を注ぎながら集中を高め、サマーディを養うことが重視されています。また、対象は何であれ、切れ目なくサティを持続することが大事なポイントとして強調されています。動く足の感覚、そのセンセーションの変化に徹底して集中していけば、サマーディを高めていく方向に向かいます。サティが安定し、さらにサマーディも高まると、修行レベルは格段に向上するので、理想的です。

これは「戒→定→慧→解脱」の流れに沿って、順番通り心をきれいにしてきた方のためのものです。もし心の反応パターンに多くの問題を抱えている方が、このやり方で強引に中心対象に絞り込んでいけば、心の汚染を抑圧することになるでしょう。人並み以上に怒りが強かったり、高慢であったり、不安や劣等感に悩まされていたりするのであれば、その問題に正面から取り組んで乗り超えていかなければ、次のステップに進むことはできません。

強引なサマーディ狙いは間違っています。また、他の対象から眼を背けながら、中心対象に心を釘づけにしてサティを持続させても、逃避しているだけになるでしょう。必然の力で生起してきた事象を、あるがままに観ていかなければ、正しいヴィパッサナー瞑想にはならないのです。忌まわしい過去のトラウマ（心的外傷）から眼を背けるために、今の瞬間に心を釘づけにできるサティの瞑想の虜《とりこ》になっていた人たちもいるのです。これを「現在の瞬間への逃避」と私は呼んでいます。

五戒の修行や、あらゆる善行をする修行と並行して、反応系の心の修行に取り組むのが正しい方向です。トラウマやコンプレックスから完全に解放されなければ、心の清浄道は頭打ちになるし、解脱することはできません。

やるべきことは、ありのままに心を随観し、汚染された反応系の心に意識の光を射し込んで問題を浮上させ、直視することです。その意味を理解し、心から受容することができ、さらに仏教が提示している「悪を避け、善をなし、慈悲の心を養っていく」価値観に則った正しいオーダーに、その記憶を再配置していく作業が不可欠です。それが心随観の役目であり、潜在意識の心の闇までも浄らかにしていくヴィパッサナー瞑想の真価だと言ってよいでしょう。

＊妄想が浮かんだり、音が聞こえたりしたら

歩きながら音が聞こえ、考えが浮かび、気になるものがハッキリ眼に入ってくることがあります。その時は立ち止まって、それぞれの現象に「音」「聞いた」「考えた」「妄想」「雑念」「イメージ」、あるいは「見た」とラベリングします。消えたら、また中心対象の歩行感覚にもどります。

面倒なようですが、初心者の方は、中心外に心が飛んだ時はそのつど立ち止まって、ラベリングしたほうがよいでしょう。歩きながらでもいいじゃないかと思われるかもしれませんが、基本的にヴィパッサナー瞑想では「……ながら族」はよくありません。二つの出来事が、本当は瞬間的に時系列で起きているのに、同時に起きた一つのことのように錯覚

する……。このようにして、思考がまとめ上げていく妄想の世界がスタートするのです。

歩行は歩行、中心外は中心外として、厳密に識別して確認してください。これが、実情をあるがままに観て、「心という実体が常に存在している」という幻想を破っていく、ヴィパッサナー瞑想のやり方なのです。頻繁に立ち止まってばかりで、歩く瞑想なのか、立つ瞑想なのか分からない、といった事態になってもかまいません。気にしないでください。ものごとを正確に観ていく瞑想ですから、いい加減ではなく、厳密にやりましょう。

中心対象よりも強くはっきりした現象には、必ずサティを入れるのが原則です。では、あまり優勢ではない現象はどうでしょうか。

耳を澄ませば、どんな場所にいても、何らかの音が聞こえます。中心対象の歩行感覚がハッキリ感じられているが、意識の片すみで微かに音も分かっている……。あるいは、イメージや断片的な言葉がチラチラ去来しているのだが、足の歩行感覚が充分取れている場合……。

こんな時は、無視してかまいません。ラベリングはしなくてよいでしょう。「中心外の現象がいろいろ起きているんだ……」と、意識の片すみで分かっているだけで充分です。あえて「音」「妄想」とラベリングはしません。「50対50（フィフティ・フィフティ）の法則」を思い出してください。

したがって、中心外の対象（妄想や音など）が歩行感覚よりも強く意識に触れた場合にのみ、ラベリングを入れるのです。

＊ふらついたら

歩く瞑想には、理想の型があるわけではありません。途中でふらついたり、よろめいたり、一般には失敗やしくじりと思われる現象も、あわてずに対象化してサティを入れれば、ヴィパッサナー瞑想として完璧です。どんな現象も等価に眺めて、つかまずに、淡々と見送っていくのです。

このヴィパッサナーの基本構造が体得され、身についてくると、生き方系全般、人生のあらゆる局面で変化が生じてくるでしょう。良いものにも、悪いものにも、執われない。この瞑想は、価値のあるものも、ないものも、同じただの現象として見送っていく訓練です。その結果、否応なく無執着の心が養われ、育てられていくのです。

「無執着の心」は、原始仏教の核となるポイントです。欲望や執着があらゆる苦を発生させている、と原始仏教では考えていますが、逆に「無執着の心」が確立されれば、あらゆる苦を滅ぼすことができるのです。この原理は「四聖諦《ししょうたい》」と呼ばれる四つの真理の公式にまとめられています。苦の現状が示され（苦諦）、苦の原因が明かされ（集諦《じったい》）、苦の滅尽状態が暗示され（滅諦）、苦を超克する実践法が提示される（道諦）、というものです。

どんな現象もつかまずに、執着の心を起こさなければ、人生のドゥッカ（苦）が発生しないのです。つまり、四聖諦という原理が、一瞬一瞬の修行現場で確かめられ、理解され、悟られていくのだと言ってよいでしょう。たかが歩行中のふらつきですが、その一瞬に、人生の生き方も仏教の真髄も開示されているのです。見るべき眼を持つ人は、それを見るでしょう。

しかるに多くの人が、ふらついた瞬間、「いけない！」「まずい！」と反応します。何が「いけない」のでしょうか。何と比べて「まずい」のですか。「いけない」という判断基準はどこにあるのでしょう。頭の中にある何かの理想型のイメージと比較しなければ、否定的な反応は起きようはずがないのです。

親の期待、自分のコンプレックスの補償、都合のいい欲望などによって作り出される理想イメージ。自分の理想に自身が束縛されてはいないでしょうか。その頭の中にあるものは、今この瞬間に、事実として存在しているものではありません。妄想と同じ概念の世界に苦しめられるのは止めましょう。ヴィパッサナーは、事実のみを観ることによって、諸悪の根源である妄想を捨てていく瞑想です。

ふらついたなら、「ふらついた」「よろめいた」とラベリングします。それが事実の確認です。事実のみを観ていくならば、妄想を離れることができます。妄想を離れることができれば、妄想の所産である煩悩を止滅させることができるのです。

どのような事象に対しても、あるがままに、事実のみを観ていく仕事を続けていくならば、ドゥッカ（苦）から解放された素晴らしい人生が展開されていくでしょう。

（2）歩く瞑想のやり方

＊ステップ1

①足を軽く開いてまっすぐに立ちます。手は組んでも組まなくてもかまいません。大切なのは、足の感覚に意識を集中させることです。

②ふだん歩くより少しゆっくりのスピードで歩き始めます。左右どちらの足からでもかまいません（ステップ2以降も同じです）。

③右足から歩き始めた場合には、まず右足が動いた実感に対して「右」とラベリング（言葉確認）します。黙って心の中の内語でやります。

④次に左足を一歩前に出します。「左」とラベリングします。足の動いた実感に対してラベリングしないと、だんだんかけ声やマントラ感覚になってしまうので、気をつけてく

ださい。

ざわついた心が落ち着くまで繰り返します。

＊ステップ2（歩行を二段階に分けて観察します）

①足を軽く開いてまっすぐに立ちます。

②ステップ1よりもさらにゆっくり歩きます。足が床を離れる感覚と、着地する感覚に分けてラベリングします。足を高く上げると、ふらついたり、軸足の感覚のほうが強くなりがちです。高く上げず、歩幅は小さくつま先から踵程度でよいでしょう。

③右の足裏、特に足指が離れた感覚に対して「離れた」と一回ラベリングします。「離れた」というのは、足裏と床面の接触がなくなる感覚、もしくは圧されていた足指の腹がもどっていく感覚です。

④次に右足が着地した感覚を感じて「着いた」または「着」と一回ラベリングします。

⑤左足も同じように、足裏が離れた感覚と着地した接触感を感じてラベリングしてください。

感覚がはっきり取れるようになるまで続けます。

＊ステップ3（ステップ2の歩く瞑想をさらに細かく観察します）

①足を軽く開いてまっすぐに立ちます。ステップ2よりも動作がゆっくりになります。
②まず右の足裏に意識を向けます。体重のかかった足裏の圧迫感を感じてください。
③右足をゆっくり上げます。地表スレスレ程度の高さでかまいません。
④上げ終わったら、動作を止めたまま「離れた」と一回ラベリングします。足裏の接触感がなくなる感じ、またはつぶれていた足裏の肉がもどっていく時の感覚をしっかり実感します。

踵が上がり、次につま先が離れるのを両方感じた場合でも、ラベリングは「離れた」だけでかまいません。踵のラベリングは省略です。感じたことをすべてラベリングすれば、個数が多くなりすぎます。

⑤「離れた」のラベリングを入れるや否や、すぐにその足を動かそうとするのはあわてすぎです。足を前に進める前に、一拍ポーズを入れたほうがよいでしょう。待っている間に、次の動作がスタートする一瞬に注意が絞られていきます。すると足が動き始めた最初の瞬間から感覚を感じやすいでしょう。移動感覚の生起する瞬間が捉えやすくなる、

ということです。

⑥つま先から踵程度の歩幅を移動させ、動作が止まり、動いた感覚の余韻まで味わうように実感してから、「進んだ」「移動」などとラベリングします。「運んだ」という言葉でラベリングすると、足を動かす意志のほうに心が向きがちです。観るべき対象は、足に感じられる移動感です。

⑦足を静かに下ろし、着地した瞬間に発生する接触感を感じます。つま先→踵の順に足裏全体が着く場合もあるし、踵→つま先の順の場合もあります。いずれも、足裏全面が床に接触するまでラベリングは打ちません。感じるだけです。

足裏全体の接触感が拡がっていく余韻を感じ終わってから、「触れた」「接触」とラベリングします。ポイントは、体重がすべて軸足に預けられていること。床に触れている足裏にかかる体重はゼロの状態で、純粋な接触感のみを味わいます。

⑧ラベリングを打ってしまうと、心はすぐ次の仕事に飛びつきたがるものです。⑦の「触れた」「接触」のラベリング後、あわてずに一拍ポーズを取り、次のセンセーションを感じ取る準備ができてから、おもむろに体重をのせていくと、「圧」の感覚が始まります。圧迫感が増大していくのを感じ、全体重がすべてのりきった時点で「圧」が完成します。余韻をしっかり感じてから「圧」「圧迫」「踏みしめ」などのラベリングを打ちま

す。

⑨左足に注意を移します。右足と同様に観察していきます。

足裏という一定部位に、「圧」↓「圧の消滅」↓「移動」↓「接触」↓「圧」↓「圧の消滅」……と生起しては推移し、滅しては現れる感覚の無常性を観るのがポイントです。

＊Uターンして方向を変える時

①Uターンする時には、まず壁際で立ち止まり、直立している感覚を感じて「立っている」とラベリングします。

②次に体がターンする感覚を感じて「回った」「曲がった」「回転」とラベリングします。

③Uターンが終わったらもう一度、直立している感覚を感じて「立っている」とラベリングします。

④また最初にもどり、「(足裏が) 離れた」と一回ラベリングします。

(注意：文中、ラベリングの「　」内の（　）は情況説明、〈　〉は思考の内容を指し、どちらも中の言葉を言わずにラベリングします。)

（3） 立つ瞑想

歩く瞑想では、一歩一歩足が動く時に発生するセンセーション（身体実感）を観察していきました。

では、立ち止まるとどうなるでしょうか。太腿、膝、脚、そして足裏などで、立った状態の身体感覚が感じられるでしょう。そのセンセーションを一瞬一瞬、感じ取って、確認していけば、立つ瞑想が実行されています。

身体のどの部位で感じられるセンセーションも、現在の一瞬を保証しています。現在の瞬間を捉え、心が現在に止まっていくかぎり、ドゥッカ（苦）を発生させる原因である妄想は、停止状態なのです。

立ち止まり、立っている状態の身体感覚を感じる情況は、至るところにあります。生活の中での瞑想として、バス停に立ち、プラットホームに立ち、列を待ちながら、台所で、トイレの前で……と、さまざまな情況で立つ瞑想ができます。しっかり覚えましょう。

＊立つ瞑想のやり方

まずセンセーションをどの部位で感じるかが問題です。

全身の感覚で立っている身体実感を取り、「立っている」とラベリングしていく方法もありますが、サティと並行して集中を高めていくために、ここでは中心対象を一点に絞ったやり方を採用します。

太腿や膝、脚、足裏のどこに中心対象を定めてもよいのですが、一定時間を経過すると足裏の感覚が強まってくるので、ここでは、足裏を中心対象にして立つ瞑想をやります。

①足を肩幅に開いて立ちます。

②自然に立った状態で、右足か左足のやや強めに感じられるほうの足を選び、その足裏のセンセーションを中心対象にします。

なぜ中心対象を片足にするのでしょうか。答えは、両足の感覚を交互に見ていくのでは、複数の中心対象が設定されていることになり、一点集中をかけるのにはあまりよくないからです。

また、ワンポイントの対象に絞って、センセーションの変化を時間軸に沿って観察していったほうが、存在の無常性の方向に洞察の眼が開かれていくので望ましいのです。

③右足に決めたとします。

右の足裏全体を中心対象にすると、面積が広すぎます。もし足裏全体で感じているならば、短時間で踵、つま先……と、複数のポイントから情報を取り、それを統合して足裏全体の感覚として認知していることになります。

身体のさまざまなポイントから、次々にセンセーションを感じ取っていくサティのやり方もあります。それは、中心対象を一点に設定しない方法です。

しかし、マハーシ・システムでは中心対象を定めますので、対象はワンポイントに絞ったほうがよいのです。

ヴィパッサナー瞑想が高度な段階になってくると、猛烈なスピードで生滅変化している事象の観察→洞察と進んでいきます。特にそのレベルになってくると、情報を複合し統合すればダンマとは言えなくなります。

そのためにも、一瞬の認識の対象は単一のほうがよいのです。

④体重のかかり方次第ですが、つま先か踵のどちらか強く感じられるほうを中心対象に定めます。踵だとしましょう。

踵のセンセーションが瞬々刻々、変化していく様子に気づいて観察を始めれば、これで立つ瞑想が開始されています。

⑤踵が床と接触している感覚を感じて、「触れている」「接触」とラベリングします。
⑥接触感よりも圧迫感が強まってきたら、「圧迫」「圧」とラベリングします。
⑦圧迫感が微妙に変化していきますので、「ピリピリ」「ジンジン」などとラベリングを入れます。適当な言葉が見つからなければ、「感じている」「感覚」でもかまいません。

センセーションに対しては、正確な言語表現が難しいので、あまり神経質に正確な言葉を探すよりも、実際の感覚そのものを実感するほうに力点を置いたほうがよいのです。心の九〇パーセントは実感に、一〇パーセントをラベリングに、です。
⑧このように一点に絞った身体部位から、センセーションを次々と感じ取っていけば身随観になるのです。歩く動作で足が動いているか、立ち止まって停止しているかの違いだけで、基本的な修行のやり方は、すべて歩く瞑想と同じです。
⑨踵のセンセーションの変化を感じながら、それよりも強い優勢な現象が意識に触れてきたなら、「50対50（フィフティ：フィフティ）の法則」に従って、すかさずラベリングを入れます。

踵の骨のイメージが浮かんできたら、「イメージ」「妄想」「雑念」等々のラベリングを打って、中心対象の踵の感覚にもどります。

音が聞こえても、身体の他の部位にセンセーションを感じても、同様にラベリングを打って、中心対象にもどることの繰り返しです。

⑩眠気で座る瞑想ができない時にも、立つ瞑想ならやれるでしょう。立ったままで眠る人は、さすがに少ないからです。

また、座る瞑想の中心対象であるお腹の「膨らみ・縮み」が、微弱すぎて感じられない場合にも、立つ瞑想を重視したほうがよいでしょう。

広大無辺にして、繊細微妙なセンセーションの海へ乗り出していくのに、立つ瞑想はとてもふさわしいものです。「ルーパ（rūpa：色法）」という身体現象の変化・変滅過程を観察していくだけで、解脱に達することも可能です。しっかり修行しましょう。

（4）座る瞑想

日本や韓国など禅宗の伝統のある国では、瞑想修行の中心は座る瞑想（坐禅）だと思っている方が多いようです。

しかしヴィパッサナー瞑想では、座る瞑想と歩く瞑想との間に本質的な違いは何もありません。観察の中心対象が異なるだけで、どちらも同じ身随観の修行です。

歩く瞑想の中心対象は、歩行にともなうセンセーションでしたが、座る瞑想の場合は中心対象が腹部の感覚に変わるだけです。座って瞑想するか、歩いて瞑想するかが違うだけで、原則は同じなのです。もちろん、立つ瞑想も同様です。

ヴィパッサナーは、猛烈なスピードで変化していく心の現象（名法）と身体の現象（色法）に正しく気づき、あるがままに観察していく瞑想です。

＊座り方・脚の組み方

では、まず初めに座り方の説明をします。

両脚を組み、各々反対の両腿に交差してのせます。この坐法を結跏趺坐《けっかふざ》といいます。背筋がまっすぐに伸びて安定する伝統的な坐法ですが、慣れないと難しいでしょう。

これができない人は、片方の足だけ、反対側の腿にのせます。半跏趺坐といいます。このように座ると、のせた足の側の膝がやや浮き上がるので、反対側のお尻に座布を厚めに入れて体をまっすぐにします。

これもできない場合には、片方の足の踵を両脚の付け根（会陰部）にピッタリつけ、足の裏を反対の腿の側面につけます。もう片方の足首をその上にのせます。くるぶし同士が重なるようにします。達人坐という坐法です。

これでもダメなら、正坐にします。正坐が苦手な方は胡坐《あぐら》でも結構です。しかし胡坐では、どうしても背筋が曲がるため、背中の筋肉に負担がかかり、長い時間座るのには不向きでしょう。

しかし、気にすることはありません。ヴィパッサナー瞑想は「あるがまま」が原則です。できないものは、できないのです。それが起こるべくして起きている現状であり、実状ならば、その通りに正確に気づいていればよいのです。

理想の脚の組み方などよりも大切なのは、「気づき」です。サティが入るかどうか。これがヴィパッサナー瞑想のすべてです。起きている現象は関係ないのです。脚が組めても組めなくても、サティが入りさえすれば、ヴィパッサナー瞑想なのです。

＊座る瞑想の中心対象

さて、好きな坐法で座ったら、片方の手をお腹のみぞおちの下ぐらいに当ててください。自然呼吸をすると、腹部が動いているのを感じることができるでしょう。手を離した状態でも、動いているのを感じることができるはずです。

これが座る瞑想の中心対象です。

この時感じるのは呼吸ではなく、腹部の筋肉の動きや熱感です。呼吸を感じるのだと思ってしまうと、空気が鼻から肺に入っていく感覚や、呼吸のイメージに注意が奪われがちです。観察の中心対象は、あくまでも腹部の感覚です。

空気を吸い込むと、腹部は膨らむはずです。そのセンセーションを感じて「膨らみ」とラベリングを入れます。腹部が盛り上がる感じを受ける人は「盛り上がり」等とラベリングを入れます。

空気を吐く時には、腹部は縮んでいくはずです。そのセンセーションを感じて「縮み」とラベリングを入れます。くぼんでいくように感じる人は「くぼみ」とラベリングを入れます。

歩く瞑想との違いは、膨らみの過程が終了してから「膨らんだ」と完了形にしないところです。呼吸の場合、これを行なうと無理やりリズムを作ることになってしまい、うまくいかなくなります。膨らんでいく過程のどこかで、「膨らみ」とラベリングを入れます。

身随観の場合はすべて、体の動きにともなって発生するセンセーションを感じることが仕事です。心の九〇パーセントは感じることに使ってください。残り一〇パーセントでラベリングを行ないます。

もし「膨らみ」とラベリングすると、お腹や風船などのイメージが浮かんでしまうようでしたら、「膨らむ感覚」とラベリングしてみてください。同様に「縮む感覚」あるいは「縮み感覚」と。「感覚」という言葉を使っただけで、注意が「感覚」の実感にフォーカスされるでしょう。

歩く瞑想の時と同様に、何かの音が耳についたり、思考やイメージが次々と心に去来してきたら、その現象にサティを入れます。

音が聞こえたら「音」もしくは「聞いた」。思考やイメージが浮かんだら「考えた」「雑念」「妄想」「イメージ」などとラベリングします。

チラチラと妄想が浮かんでいても、腹部の感覚が充分取れているなら、ラベリングは入れずに無視してかまいません。座る瞑想の場合も「50対50（フィフティ：フィフティ）の法則」を適用します。妄想や音を腹部感覚よりも強く感じたら、そちらのほうにラベリングを入れます。

現在の瞬間、経験していることにサティを入れるのが、ヴィパッサナー瞑想の原則です。

座る瞑想の場合は、常に腹部感覚が中心対象です。中心外の音や思考にサティを入れた直後には、必ずいったん中心にもどします。

「膨らみ」→「縮み」→「膨らみ」→ゴホン！→「聞いた」→「膨らみ」→「縮み」→咳をしている人のイメージ→「妄像」もしくは「イメージ」→「膨らみ」……。

いったん中心にもどすのは、集中力を養う意味もあります。外れても外れても、一点に心を振り向けていく訓練です。集中が高まるにつれ、センセーションの捉え方がよくなっていきます。微細な腹部の動きや感覚まで感じ取れるようになるでしょう。

繊細で微妙なセンセーションを感じ取ることができる、ということは、心がそれだけ鋭くなってきている証しです。そうなれば、心随観に進んだ時に、普段なら見落としてしまうような一瞬の心の動きまで、正確に捉えられるようになります。

こうして自分の心の汚れた想念に気づいて、あるがままに認め、正しく認知して見送っていくのが、ヴィパッサナー瞑想です。

煩悩に気づいて、捨てていくので、心の清浄道になるのです。

＊座る瞑想のやり方

①好きな坐法で座ります。

②自然呼吸をして、お腹の感覚を感じます。

③お腹の膨らむ感覚を感じて、「膨らみ」等とラベリングを入れます。

④お腹の縮む感覚を感じて、「縮み」等とラベリングを入れます。

⑤中心対象外の音や思考などにサティを入れた後には、いったん中心対象にもどします。

⑥引き続き③と④を繰り返します。

＊眠気の客観視

すべての瞑想者が必ず悩まされるものは、眠気です。サティを入れても簡単に消えない場合には、眠気の身体感覚と、睡魔に襲われている心の状態とに仕分けて観察してみます。トロリとした体感や体の温度感覚、頭の奥がボンヤリしている感じを細胞や肉体の側面から観て、「（体が）ボーッとしている」「トロッとした温もり感」等々のラベリングをします。

消えなければ、次に眠気に襲われている心の状態にフォーカスして観察します。心の働きが鈍くなっている感じや意識の不透明度、面倒だ、どうでもいい、と投げやりになっている心など、心が眠気を経験している状態に絞って観察するのです。眠気を精神面と身体面とで分析しようと、意欲的に取り組む姿勢が心を賦活《ふかつ》させて消える場合もあります。

「眠気」とサティを入れても消えない理由は、セオリー通りのニュートラルな客観視になっていないからです。無意識に眠気を敵視して嫌う人が多く、イライラしながら「眠気」とラベリングを繰り返している状態です。その時は、「イライラしている」「眠気を嫌っている」「（消えろ！）と思った」など、その状態をそのまま対象化するようにラベリングします。

眠気にかぎらず、どのような対象もそのまま「受容」することができると、客観視や対象化の仕事はうまくいくものです。眠気が来たなら来たで仕方がない、その通りなのだから、どうしても眠くなったら寝てもいいや、と受け容れる心でサティを入れたら、すぐに眠気が消えていった、という報告も多いのです。

「状態」を「対象化」できた瞬間、心は眠気の現象から離れて本当に客観視するので、眠気を続けようとする後続が断たれて、劇的に消えるのです。

＊かゆみや痛みが出てきた時

まず原則を確認しておきますと、痛みやかゆみにかぎらず、中心対象と中心外の現象とには、「50対50（フィフティ：フィフティ）の法則」が働きます。音、思考、匂い、他の部位に発生したセンセーション等々、すべて中心対象よりも強く意識に触れた場合にのみ、ラベリングを入れて確認します。

中心対象をはっきり感じていれば、外部音が聞こえたり、思考がチラチラしているのが分かっていても、無視します。その状態に気づいているだけで、ラベリングはしません。修行努力は、中心対象をより精細に観察することに向けられます。これが原則です。

さて、座る瞑想の最中に、頭や頬などがかゆくなることがよくあります。微かなかゆみは無視しますが、はっきり感じられるかゆみが出てきた時に、反射的に掻かないでください。ひとまず「かゆみ」とラベリングを入れて、中心対象の腹部感覚に意識をもどします。

「かゆみ」→「膨らみ」→「縮み」→「かゆみ」→「膨らみ」→「かゆみ」……と、他人事のように観察していると、案外、どうということもなくかゆみが治まっていくものです。

今、自分の身に起きていることを、落ち着いてよく観察するならば、大抵のものごとは自然に変化し、ひとりでに消えていくものばかりです。あわてることはないのです。そして、かゆみも人生の出来事も、同じことなのです。

私たちは〈かゆい!〉と思った瞬間、〈大変だ。私はかゆいのだ。掻かなくっちゃ……〉と、一瞬にして、認識するよりも早く反応行動を取ってしまいがちです。これが問題です。まず落ち着いて、今、自分の身に何が起きているのか、何を経験しているのか、よく確かめるべきです。たかがかゆみぐらいで大したことにはなりません。しかるに私たちは、よく見もしないで瞬間的に即断し、それに対して過去の習慣的なクセで反応していないでしょうか。

すぐに怒る人、心配する人、嫌悪感を持つ人……。何であれ、ひとたび反応行動を起こせば、セットされている反応パターンは自動展開で行くところまで行ってしまうものです。よく見なければ早とちりが起きます。〈あ！〉と思った瞬間、盲目的な反射行動を取ってしまい、問題を発生させてしまうのです。

どんな出来事も、落ち着いてよく見れば、自然に正しい対処の仕方ができるものです。あらゆる現象に気づきを入れていくサティの訓練は、盲目的かつ反射的なドタバタ人生を、落ち着いた思慮深い生き方にシフトさせてくれるでしょう。

とは言うものの、たとえラベリングを繰り返しても、それだけの原因があれば、消えないものは消えません。

かゆみが治まらない時は、落ち着いてサティを入れながら掻きます。

右手で掻くとしましょう。まず右腕に意識を向け、右腕が上がる感覚を感じて「上がった」とラベリングします。さらに、手をかゆいところに近づけ、その感覚を感じて「(手が) 動いた」あるいは「(手を) 引いた」。指がかゆいところに触れた瞬間の感覚を感じて「触れた」。掻きながら「掻く」または「掻いた」。これも厳密には、往復する手指のセンセーションなのか、掻かれている局部の側のセンセーションなのか、感じ分けて確認できれば、よりよいでしょう。

次に、もし心の動きに気づいたなら「〈もうよい〉と思った」。かゆかったところから手を離し、「離れた」または「離した」。腕を下ろしていく感覚を感じて「下ろした」とラベリングしていきます。

ゆっくり腕が下りきるまでに時間があります。その間「下りる」「下りる」もしくは「下りた」「下りた」「下りた」と感じるたびにラベリングを連呼したくなるかもしれませんが、ラベリングは一回のほうがよいでしょう。たとえ内語であってもラベリングの言葉が意識されている瞬間には、センセーションを感じることができません。

ラベリングは認識を確定するための装置です。簡潔な短い言葉がよいのです。実感に九〇パーセント、ラベリングに一〇パーセントの法則を思い出してください。

*あるがままに観る

今、自分の心と体に何が起きているのか。経験している事象を正確に、歪めずに、あるがままに観て、その本質まで洞察するのがヴィパッサナー瞑想の仕事です。そのためには、左脳の言葉の仕事をできるだけ少なくして、経験すること、実感すること、観察することそのものに専念すべきなのです。腕が動く一瞬一瞬、そのセンセーションがどのように変化し、推移していくのかをできるだけ明晰に、よく観察し、最後のほうで「動いた」「下ろした」と一回ラベリングするだけでよいのです。

ルーパ（rūpa：色法：身体現象の変化プロセス）の本質を洞察し、正しい理解が生じれば、肉体に対する執着や体をエゴと同一視している我執に、何らかの変化が生まれてくるでしょう。

一瞬一瞬変滅して消えていくセンセーションの世界以外に、何か堅固な実体のある「私の肉体」が、ズーッと永続的に存在しているのでしょうか。それともそれは、心が勝手に錯覚しているイリュージョン（幻想）なのでしょうか。その実情を正しく理解するために、直接知覚の現場で、あるがままに観る訓練をしているのです。

本当に実在しているものは、無常の法則に支配されて、一瞬一瞬壊れていないでしょうか。それなのに私たちは、今のこの状態がズーッと永遠に続いて欲しい、変わらないで欲しい、と切望してはいないでしょうか。そして、そうはならない事態に直面した時に、激しく苦悩していないでしょうか。

「私も、私の愛する人も、老けないでいて。病気にならないで。変わらないで。このまま楽しく、永遠に愛し合っていたい……」と。

確実に壊れて、死んでいくものに対して、壊れて欲しくない、死にたくない、と抗いながら、ドゥッカ（苦）の分量を増やしていないでしょうか。

昔はあったエネルギーや、みずみずしい感受性や、若さがなくなっていくことに言い知れぬ恐怖を覚えてはいないでしょうか。

肉体は変滅し、壊れていくという無常の真実から逃避しきれた人は、まだ一人もいないのです。

一瞬一瞬変滅していく肉体の世界の事実を、あるがままに承認していくことが第一です。認めることができれば、愚かな抵抗は止めて、すべてを静かに受容していくことができます。事実を正しく認知できると、心が発生させる苦しみはゼロにできるのです。

このように、ものごとをあるがままに正しく観ていくのが、ヴィパッサナー瞑想です。事実を直視していく訓練が、悩みや苦しみのないよい人生に導いてくれるでしょう。だから、ラベリングを多用するよりも、しっかりと、今、自分が経験しているセンセーションの変化プロセスを実感し、観察していく瞑想に専念すべきではないか、ということなのです。

よく感じること。経験している知覚対象をよく観ること。そして、たとえ音や思考など中心対象外に心が飛んでも、それはすべて原因があって起きていることですから、落ち着いて気づく仕事をすれば、自己理解が深まるチャンスになっていくでしょう。

中心外に逸れてもよし、逸れなくてもよしなのです。

もし逸れずにセンセーションに集中できるなら、上述したように観察から洞察を深めていく仕事に専念してください。すると、この瞑想本来の洞察の智慧が必ず開かれてきます。その時、苦しいドゥッカ（苦）に充ちた人生が、素晴らしい方向に転換されていくのが検証されるでしょう。

いつでも静かな安らぎの中に佇んで、どのような出来事に対しても微笑みながら生きていくことができるのです。それがブッダのヴィパッサナー瞑想です。

第五章　心を観る瞑想

（1）心が変わる

瞑想修行をして一時的に心が浄らかになっても、修行を離れると「また、前にもどってしまった」と多くの人が嘆きます。サマーディ中心のサマタ瞑想では特にこの傾向が顕著ですが、サティの瞑想でも同じことが起こりえます。

サティが入るということは、「現象→サティ→現象→サティ→現象……」の連続状態になるので、心が煩悩に占拠されてしまうことはありません。たとえ欲望や嫌悪の生まれる瞬間があっても、「欲」「嫌悪」とサティが入れば対象化され、そのまま見送られるでしょう。「イライラ」↓消える。「嫉妬」↓消える。「高慢」↓消える。「嫌悪」↓消える……。しかし、このようにサティが入れば消えるものの、不善心所が一瞬でも起ち上がってくる心の構造があるかぎり、心をきれいにする仕事はまだ終わらないのです。

心が完全に変わり、後もどりのない自己変革をなし遂げるためには、自分の心の本当の状態を正確に把握し、問題のある反応パターンそのものを書き替えなければなりません。徹底した検査と診察で病状を正確に認識しなければ、正しい治療ができないのと同じです。

一瞬一瞬の自分の心の状態に対する「気づき↓観察↓洞察↓理解↓納得↓変容……」というプロセスを経て、心が本当に変わっていくのです。この章では、そうした自己変革をも可能にする心の随観を学びましょう。

(2) 肩こりが消えた

まず、具体的な事例を見てみましょう。

ある人が、座る瞑想中に肩こりがひどくなったので、「凝っている」「痛み」「肩こり」……とラベリングしました。中心対象よりも優勢に感じられた現象にはサティを入れる原則通りです。しかしラベリングしても一向に消えないので、肩こりのセンセーションから心の状態のほうに視点を移しました。すると一瞬、怒っている姉の顔が浮かんだので「怒り」とラベリングしました。最近、喧嘩をしてもめていたのです。ところが、驚いたことに、その一発のサティで、肩こりは劇的に雲散霧消してしまったのです。

なぜ、肩こりは消えたのでしょう。「怒り」というラベリングは、何に対するサティだったのでしょう。

怒っている姉の顔が浮かびました。通常、そのイメージに対して「怒り」とラベリングするのは正しくありません。大福や犬のイメージが浮かんだ時に、「大福」「イヌ」とラベリングするのは間違いなのです。内容は度外視して、映像が浮かんだ事実に対して「イメージ」「妄想」とラベリングするのが正しいやり方です。

しかしこの場合では、姉の怒りの顔が見えた瞬間、この瞑想者は自分が姉に対して怒っているのを直観したのです。自分の心に怒りの情動が微塵もなければ、当然「イメージ」もしくは「妄想」とラベリングしたでしょう。しかし、姉の映像が浮かんだ瞬間、自分の心に怒りの感情が渦巻いていることに気づき、「怒り」とラベリングしたのです。

正確な心の随観です。姉のイメージを振り出しに、次々と姉に対する怒りを募らせていきかねない情況なのに、意識の矢印を自分自身に向けて、自分の心の状態を観ています。自己を客観視する方向からサティを入れるのが、正しいヴィパッサナー瞑想です。

このように、心を随観するとは、一瞬一瞬の自分の心の状態に気づいていくことです。喜怒哀楽などの情動をはじめ、「イライラ」「高慢」「嫉妬」「落胆」「失望」「昂奮している」「舞い上がっている」「散乱している」「集中している」「貪っている」……とサティを入れながら、自分の心の現状をありのままに随観していくのです。

（3）深いレベルの自己理解

心の随観が深まると、通常の自己理解のレベルを超えて、抑圧されたコンプレックスやトラウマ（心的外傷）など深層意識にまで洞察が及ぶことも珍しくはありません。潜在意識に眠っている煩悩を「随眠」と言いますが、ヴィパッサナー瞑想はその随眠まで滅尽させて心の清浄道を完成させていく道なのです。

気づきが潜在意識にまで及んだ面白い事例があります。

瞑想合宿中、ある人が座る瞑想から立ち上がって、喫茶コーナーに行こうと思いました。「〈コーヒーを飲みたい〉と思った」とラベリングをしようとした瞬間、なんと「怠けたい」というラベリングが飛び出してしまったのです。当の本人が仰天してしまいました。コーヒーは弁解にすぎず、この瞬間のありのままの状態を、本心のサティが洞察してしまったのです。「言い訳」というラベリングもありえたでしょう。心の真相へのサティが、自己理解→自己変革……と発展する可能性のある見事な心随観です。

最初の事例でも、気づきが潜在意識にまで及ぶ消息の一端がほの見えています。

この瞑想者の肩こりは、なぜ消えたのでしょう。

心随観がうまくいくと、心因性のさまざまな症状が消失する事例は枚挙に暇がありません。腰痛や肩こりなど身体に現れた痛みの真の原因が、ストレスや怒りの抑圧に端を発していることはよく知られています。

抑圧とは、事実に眼を背け、本当は存在している怒りや恨み等を否定することです。すると抑圧されたエネルギーが腰痛や肩こりになって現れるのです。もっと正確には、痛みや凝りに注意を惹きつけて、ネガティブな感情を隠そうとするカラクリなのだと言われています。医学的には、ストレスや怒りの抑圧が血管収縮作用を引き起こし、血流不足による筋肉の酸素欠乏が痛みを発生させている、と説明することもできます。

こうした心の抑圧が原因になっている肩こりや頭痛の場合は、「否定する」「隠す」「抑圧する」等のエネルギーを解放してやれば、劇的に症状が消えることも珍しくはありません。この事例では、姉に対する怒りの心があったことに気づき、気づいた時点で怒りを隠そうとするカラクリが崩れて、一気に症状が消え去ったと解釈できるでしょう。

このように、心の随観は、心の現状に気づくだけではなく、さらに深層の意識にまで洞察が及び、深いレベルの自己理解と自己変革に導いてもくれるのです。

(4) 四念住

さて、「怒り」とラベリングした瞬間、実はサティを入れるべき対象は四つありました。

①中心対象の「膨らみ・縮み」
②肩こりの痛み感覚
③自分自身の怒りの心
④心に浮かんだ姉のイメージ

この四つのいずれかを受け皿にしてサティを入れ、現在の瞬間を捉えていくのが最もオーソドックスなヴィパッサナー瞑想で、身・受・心・法の「四念住」と呼ばれます。

①は、歩く、立つ、座るなど、身体動作にともなうセンセーションを中心に随観していく身随観です。

②は、見る・聞く・嗅ぐ・味わう・触れるという五感の知覚にともなう苦受・楽受・不苦不楽受を観る受随観です。

③は、諸々の心理的現象を随観する心随観で、これから詳しく見ていきます。

④は法随観と呼ばれ、思考やイメージなどメンタル・オブジェクト（意門の対象）、惛《こん》沈《じん》睡眠、疑念、五蘊《ごうん》（色・受・想・行・識）の観察、無常・苦・無我の洞察など多岐に渡ります。

ちなみに、この「四念住」の瞑想こそが究極の道である、とブッダは経典の中で明言しています。

比丘たちよ、この道は生きとし生けるものを浄らかにし、心配と悲しみを乗り超え、苦しみや憂いを無くし、聖なる道を得、涅槃を目の当たりに見るための唯一の道である。このただ一つの道とは四つの念住である。（『大念住経』）

身・受・心・法の四念住とは、瞑想対象のカテゴリーのことです。どれを中心に随観するかは、瞑想者が自由に決めるというよりも、優勢の法則に従っていくのが原則です。身の随観をしていても、足が強烈に痛くなれば、痛みが治まるまでは受の随観にならざるをえないし、イライラや心配、不安、投げやり、自棄、忍耐……と心的現象が優勢に続くかぎり、心の随観になるのです。

心を一点に集中する要素と、生起してくる現象に淡々と気づいていく受動性の要素と、互いに拮抗し合う二つの要素の微妙なバランスを保ちながら進行していくのがヴィパッサナー瞑想です。

基準となるのは50対50（フィフティ：フィフティ）の優勢の法則ですが、心の随観を試みる時には、中心対象への絞り込みを弱めて、中心外への気づきを多くします。中心外50に対し中心50のバランスを、例えば30対70や、40対60の比率に変えると、今まで無視していたものにもラベリングすることになります。

さらに注意を心の状態に特化して、眼耳鼻舌身意による知覚直後の心理的反応に観察の眼を向けると、心の随観が始まっていくでしょう。

（5）心の随観のやり方

＊無理をしない

心随観は難易度の高い瞑想です。なぜ難しいか、理由は二つあります。

一つは、歩行などのセンセーションには物理的な手応えがありますが、ムッとした一瞬の心理現象などは捉えどころがなく、サティを入れるのが難しいからです。また、心の状態なのか考えごとなのか、明確に識別するのが容易ではないことも問題です。

二つ目は、喜怒哀楽などの情動には明確な手応えがありますが、強烈な心の現象ほど対象化が難しいのです。歓喜に震える、激怒する、哀しみに暮れる、楽しさに舞い上がる、等々、明確であればあるほど巻き込まれ、のめり込んで、サティが入らないのです。

したがって、初心者は、サティの基本レッスンがマスターできるまでは心随観に着手しないほうが無難でしょう。中心外にはずれた時の単発の心随観で充分です。

では、何をもって基本ができたと判断すればよいのでしょうか。それは、法と概念の仕分けができることです。ヴィパッサナー瞑想では、思考を止めて厳密に法としての事実のみに気づく状態にならなければ、その先には進めません。

誤解のないように申し上げると、これは、一片の思考や妄想も出てこない状態で「膨らみ・縮み」や歩行感覚に集中できるようになりなさい、と要求されているわけではありません。音に引っ張られ、イメージや思考がいくら出てきてもかまいません。そのまま思考の団子状態にならずに、必ず「考えた」「妄想」「雑念」と直後直後にラベリングが付けられればOKなのです。対象は何であれ、次の心が必ずサティを入れて、直前の現象を対象化していれば、正しいヴィパッサナー瞑想です。「膨らみ」↓ガチャン！↓「音」↓「縮み」↓「イメージ」↓「膨らみ」↓「妄想」または「連想」↓「縮み」……。こんな調子です。

＊深追いをしない

では、心の随観をやりましょう。

まず、いつもと同じように身随観を始めます。中心対象へ集中し、そのまま集中が高まるなら身随観を続行します。心の随観は、自然に心理的現象が発生した時に行なうべきもので、強引にやろうとすると、心の状態を観るのではなく、思考で考察することになりかねません。頭で考えて「嫌悪」という判断を下すのは思考であって、心随観ではありません。

心がけることは、50対50（フィフティ：フィフティ）のバランスを崩して、中心外の現象をいつもより敏感に気づくようにすることです。例えば、「膨らみ・縮み」を感じている時に、飛行機の爆音が聞こえたとします。「聞いた」「音」とラベリングするのが普通ですが、心随観では、爆音を聞いた瞬間の心の反応に気をつけるのです。「〔いやに大きい音だな〕と思った」「〔まさか墜落しないよな〕と思った」などのラベリングは想念を対象化しただけですから、心随観にはなりません。「不安感」「心配」「臆病」などのラベリングなら心を随観しています。

しかし、特に何もなければそのまま中心対象へ帰ります。何も起きていないものは感知しようがないし、また起きていても、気づけなければ何もなかったのと同じです。あるがままを観る瞑想ですから、分からなければ分からないでよいのです。

しかし、心の反応に注意を向けていれば、微かであっても驚くほど好き嫌いの心が動いているものです。すれちがう人の顔をチラと見た瞬間↓微かな「嫌悪」、座席の隣に人が座った瞬間↓「嫌悪」、服装を見た瞬間↓「批判」、味噌汁が思ったより熱かった時↓「嫌悪」、冷めすぎていても↓「嫌悪」……と、あらゆる知覚に対して一日中「嫌悪」だらけなのにショックを受けた人もいます。怒りのタイプではないと思っていただけに、自己理解が揺さぶられたといいます。

＊ヒットすると消える

「妄想」とサティを入れれば、思考の連鎖は断ち切られ、中心対象にもどれます。「音」とラベリングをすれば、子供の遊ぶ声を聞き続ける状態も終わります。

妄想が止まらないのも、音が執拗に耳にこびりつくのも、自分の心が執われていて、その対象を取り続けているからです。

正確なサティが入ると、その瞬間につかんでいたものが対象化され、客体視されます。すると後続が断たれて、立ち消えのように終わってしまうのです。したがって、心随観がうまくいったか否かの目安は、その時の心の現象が消えるか続くか、心の状態が変化するか否かによってかなり判定できるものです。

瞑想中に好きな音楽が頭の中で鳴り出し、「音」「妄想」とラベリングしましたが、止まりません。「〔聴きたくない〕と思った」「たぶらかされてる」「惑わされてる」……と随観しても、曲は鳴り続けています。最後に「楽しんでいる」とラベリングした瞬間、パタリと鳴り止んで消滅したという事例もあります。

「音」「妄想」「惑わされてる」などのラベリングは嘘ではなく、事実の一部ではあったのです。しかし、その瞬間の事象全体を丸ごと客体視するサティではなかったので、音楽を聴きたい欲望の心は続行し、「楽しんでいる」のラベリングでついに正体が白日のもとに晒され、対象化→手放し……とサティの威力が発揮されたのだと思われます。

このように、観察→ラベリングを繰り返していくと、最後に正鵠《せいこく》を射たラベリングに到達することができるものです。そのプロセスがそのまま自己理解を深めていくことにもなるでしょう。

*こうすれば心の随観

心に浮かんだ事柄を次々とラベリングしていけば心随観なのかと誤解するケースがよく見られます。

例えば、合宿の喫茶コーナーで飲み物を飲もうとした人のケースです。

①「〈喫茶をしようか〉と思った」↓②「〈喉が乾いているんだよな〉と思った」↓③「〈さっき行ったばかりなのに、また行ったら変だと思われるか〉と思った」↓④「〈もし先生に見つかったらサボってると思われるかな〉と思った」……。

こんな調子でラベリングはしていますが、未熟な甘いサティだと言わざるをえません。「と思った」のラベリングは便利ですが、連発するとサティの「対象化作用」や「本質直観」の要素が失われる傾向があります。

どうしたら心の随観になるのか、修正版を考えてみましょう。

①「〈喫茶をしようか〉と思った」の代わりに「妄想」とラベリングすれば、思考内容に執われずに、つまらないただの思考にすぎないという認識につながるでしょう。思考が浮かんだ事実を対象化するラベリングです。

もしこの時「欲」「怠け」「嫌になっている」「うんざりしている」などとラベリングできれば、立派な心の随観と言ってよいでしょう。

②「〈喉が乾いているんだよな〉と思った」の代わりに「〈生理的な喉の〉乾き」とラベリングすれば、事象の本質を観ようとする方向に展開し始めているはずです。

もし「言い訳」などのラベリングが浮かべば、この瞬間の心理的情況を捉えようとする心の随観になります。

③「〈さっき行ったばかりなのに、また行ったら変だと思われるか〉と思った」というラベリングも、浮かんだ思考に「と思った」を付けただけの稚拙なサティです。

例えば、「人目を気にしている」「見栄」「虚栄心」「自信のなさ」「迷い」「ためらい」等のラベリングが出てくれれば、自己理解や自己変革につながる心随観になるかもしれません。

④「〈もし先生に見つかったらサボってると思われるかな〉と思った。」この考えが浮かんだ瞬間の心の状態はどんな具合であったのか。その本質を直観する能力があれば、「心配」「不安」「評価を気にしている」「罪悪感」等のラベリングが浮かぶかもしれません。

修正前のラベリングの事例では、思考の節目ごとにラベリングしているだけで、思考している自分の状態を超越的な視点から対象化することができていません。未熟である所以です。今、自分が経験している事象を別次元から捉える「飛躍」の起きる一瞬が、洞察の智慧が閃く瞬間なのだと言えるでしょう。

思考が止まらなくなった別の事例を引きますと、「〈意門にサティが入ってさえいれば修行なんだよな〉と思った」→「〈先生に質問してみようか〉と思った」→「〈と思っているだけなんだから必要ないか〉と思った」→「〈今のはサティか？　分析か？〉と思った」→

「〈サティか分析か、やはり分からない〉と思った」……。

これでは、「と思った」を付けながら、事実上の思考をしているのと大差ない状態です。今の瞬間の自分自身を客体視する、本来のサティの働きがありません。

ところがその後、突然の「視点の飛躍」が起きました。「思考モードに入っている」というラベリングが浮かんだのです。その瞬間、ハッとして、思考にどっぷりだった自分を別次元からありのままに眺めることができたのです。これで思考の流れは完全に止まり、納得感とともに中心対象へもどることができたのです。

このような鋭いサティを可能にするのは、一言で言えば「無執着性」です。どのようなものごとにも執われずに、現状を対象化していくことです。そうした自己客観視の視座は、一瞬一瞬の瞑想対象をつかまずに、淡々とラベリングしていく普通のサティの訓練の積み重ねから体得できるものです。

高度なサティは、地道な普通のサティの延長上に待っているのです。

(6) 心の随観上達の秘訣

サティの基本技術がマスターできても、心随観がすぐにできるとはかぎりません。心随観は、難易度の高い瞑想なのです。どこが難しいのでしょうか。それは、「自己客観視」の難しさです。

サティの基本が身につけば、お腹や足のセンセーションを「対象化」し「客観視」することができます。サティ本来の機能だからです。しかし、「膨らみ・縮み」などのセンセーションは他人事のように客観視できても、「受」になるとちょっと難しくなります。

強烈な痛みが発生した瞬間、「痛いのは私だ」という錯覚が生じるからです。もしヴィパッサナー瞑想が正しくなされれば、「痛み」とサティが入り、「〈痛いのは私だ〉と思った」と次の思考にもサティが入って、「痛み」イコール「私」と判断したプロセスが対象化されるでしょう。エゴ妄想の入り込む余地がないのです。これが、諸法（あらゆる存在）の無我性を検証していくブッダの方法です。

ところが、感覚の世界（受）よりも、心の現象になるといちだんと自己同一視が進み、エゴとの混同が起きやすいのです。

怒りを例に取ると、法として生起したのは、「怒りの心」と「怒りの心を私のものだと錯覚した心」の二つです。しかるに、「私は怒りっぽい」「怒っているのは私だ」のように感じてしまうのが普通です。「怒りの心」イコール「私」と、二つのものが一つにまとめ上げられていくのです。法と概念が混同され、エゴ妄想が生まれる「無明」の瞬間です。

このように、心の現象に対する自己同一化は一瞬にして起き、そのままのめり込んでしまいます。「ケチんぼの私」「優しい私」「自己嫌悪しているのを嫌う私」……といった心の状態を対象化するのは至難の業です。

＊自己対象化の視点

明確な心の現象が起きているのに、切実であるがゆえにのめり込んでしまい、対象化できなくなる事例を挙げてみましょう。

ある日の合宿のダンマトーク（法話）で心随観を講義し、今日からはどなたも心随観に挑戦してくださいと話を結びました。その後しばらくして、一人の瞑想者が血相を変えて質問に来ました。

「先生、私には心随観はできません。法話の後、早速心随観をやらなければ、と始めたのですが、いくら心を観ようとしても何もないのです。ああ、これはいかん、心を観なきゃ、と焦って探せば探すほど、本当にこれといった心の現象がどこにも見当たらないのです。これではできないというのが口惜しいというより、落ちこぼれたくないというか、情けないというか、もうダメだと思って、下山しようかとも考えています。どうしたらよいのでしょうか。心に何もなくても、心随観をやらなければいけないのでしょうか。」

本当は次々と心的現象が起きているのですが、その内容は自我にとってあまりにも切実なので、完全に同一化し、対象化も客観視もできない状態になっています。自分の心を観る難しさです。

自分自身の心を随観する時には、映画の登場人物の心理描写を見物するような余裕はありません。外界の対象を「高見の見物」する視座の取り方では、自分自身の心は観察できないのです。

人の動向を面白がって覗いていた時に、いきなり鏡に映った自分の姿が眼に入ると、瞬間的に視座が変わらないでしょうか。自分自身の内面を視る時には、外界に飛び出していこうとする視線が反転します。あるいは、空を飛ぶ鳥の眼で自分の姿を見下ろす感じになるはずです。

この事例の場合には、例えば、「〈これはいかん〉と思った」「〈心を観なきゃ〉と思った」「焦り」「〈何もない〉ショック」「〈自分は変なのではないか〉と思った」「比較」「慢（高慢・卑下慢など）」「情けなさ」「絶望感」「〈帰ろう〉と思った」などとラベリングすれば、素晴らしい心の随観になったでしょう。心に何もなかったのではなく、自分の心を観る視座が設定できなかったのです。これは珍しい事例ではなく、同様のレポートがしばしば報告されます。

＊真実を見たくない心

心をきれいにするためには、反応系の心のプログラム組み替えが必要不可欠です。そのためには、自分の心の現状をありのままに把握しなければなりません。ところが、これは、エゴの最も嫌がる仕事なのです。

どんな人の場合でも、自分が抱いているセルフイメージ（自己像）と、周囲からの客観評価がぴったり一致することは、まずありません。誰でも、自分を美化して自惚れる傾向があるし、逆に、自尊心が裏返されて、自己嫌悪や自己呵責など不当に低い自己評価をしながら、ネガティブな我執に執われている人もいます。自虐も、傲慢な自惚れも、不正確な現状認識に由来する煩悩なのです。

心の随観を阻んでいるのは、エゴ妄想であり、自我への執着です。ありのままに心を随観するためには、潔く自分の真実の姿を受け容れる覚悟が不可欠です。エゴは巧妙なので、自分の心から眼を背けるために、センセーションに没入させていくケースもしばしば見られます。エゴに欺かれ、無意識に心随観を拒否している、と言ってもよいでしょう。次のような事例があります。

＊サマーディに溺れる

恵まれた来し方ながら、心に深い苦悩があり、必死の思いでヴィパッサナー瞑想に取り組んでいた瞑想者がいました。やっと見出したこの瞑想で「思考を止め、センセーションに集中していけば、煩悩がなくなり、必ずドゥッカ（苦）から解放されていく」と自分に言い聞かせながら、眼を閉じて、壁づたいに、歩く瞑想に没頭していました。鬼気迫るような没入の仕方でサマーディ感覚を深めていき、イメージも思考もまったく浮かんでこない状態に到達しました。

歩行感覚を明瞭に実感しているので、一見、集中のよいヴィパッサナー瞑想に見えます。しかしこの瞑想者は、センセーションにのめり込むことによって、過去から眼を背けようとしているように思われます。このサマーディ感覚自体はサマタ瞑想に陥っているわけではないので、セオリー上、間違っているとは言えないのですが、ちょっと問題があるのです。

ちなみに、ヴィパッサナー瞑想をしながらサマタ瞑想のサマーディに脱線していく典型的なケースを示しておきましょう。まず、中心対象以外の情報がカットされて、歩行感覚のみに集中が高まっていきます。「離れた」「進んだ」「触れた」「圧」……だけが繰り返されていくうちに、いつの間にかラベリングが機械的な感じになり、「離れた」の感覚や「触れた」の実感ではなく、そのイメージに対して集中が深まってしまい、我知らずのうちにイメージや概念へのサマーディに溺れ込んでしまうのです。サマーディ状態に達すると、ドーパミンなどの快感ホルモンのシャワーが降り注ぐ悦楽世界なので、気持ちよくはまり込んでしまいます。サティが未熟な状態で、サマーディだけが突出してしまうバランスの悪さから、このパターンに陥る人が後を絶ちません。

こうしたサマーディは、事実から離れた概念世界への没入なので、ヴィパッサナー瞑想からは完全に逸脱しています。サマーディにこだわりすぎて、サマーディ至上主義になるとしばしば見られるものです。

しかし今、問題にしたいのは、一見正しくヴィパッサナー瞑想をしているのですが、センセーションに対する集中に埋没することによって、もっと大事な見るべきものから眼を背けるケースです。この事例の瞑想者は、「現在の瞬間への逃避」のケースでした。過去から逃れるために、現在の瞬間に没入しようとしていたのです。心の闇から眼を背けようとする情熱です。

生きるのが下手で、恵まれた情況を自分から壊すようなことばかりして、自縄自縛の泥沼に陥っていました。だから救いの道を求めて、ヴィパッサナー瞑想に漂着してきたのです。

人の生き方というものは、とどのつまり反応系の心のパターンの問題です。対象世界から入力されてくる情報は同じでも、どのような情報処理と反応の仕方をするかによって、すべてが一変してしまいます。

この瞑想者も幼少期からの親子関係を中心に、トラウマや劣等感の原因になるものがあったのです。その病根から眼を背けているかぎり、問題が根本的に解決することはありません。自我の防衛反応として、人の心に抑圧の構造が自然発生してくるのですが、あえてそのエゴの嫌がる仕事をしなければ、ドゥッカ（苦）から解放されることもないのです。

この瞑想者にとって、センセーションの世界に没入できるサマーディは、直視すべきものから眼を背ける恰好の仕掛けになっていました。苦から逃れたいという動機から、全力投球で中心対象に集中していくのですが、それは、今この一瞬のセンセーションにのめり込めばのめり込むほど、過去に眼を向けることも、病根を直視することも免れるので、抑圧のメカニズムが見事に守られる構造なのです。表層意識では現在の瞬間に集中し、解脱を目指すことに必死でしたが、本心は過去の病根を隠すことに必死だったのです。

サマーディが深まれば深まるほど、仮そめの瞑想は成功しているものの、その実、心の清浄道も苦からの解放も起きえない状態になっていました。

壁づたいの超スローな歩行を中止させ、あえてすれちがう人の多い時に普通の歩き方でやるように、もっと心の現象に注意を向けるように、とインストラクションをしましたが、サマーディの快感を破られることも、不善心所ばかりに気づくことになる心随観も、不快極まるものだったので、激しく抵抗されました。

サマーディが失われる失望感、集中できない苛立ち、すれちがう人影の煩わしさ、無力感……。いずれも素晴らしい心随観の材料になる、と励ましたのですが、理解されませんでした。サマーディに対する強烈な執着と、本人の抱いているヴィパッサナー瞑想に対するイメージが、がんとして耳の穴を塞がせていたのです。

思考を止める。センセーションを細分化していく。その生滅を観る。その果てに、身体現象の無常・苦・無我を悟る。聖者として、ドゥッカ（苦）から解放される……。

そうした理解に間違いがあったわけではないのですが、その路線に従って進んでいくためには、まず反応系の心に問題がないか否かを精査し、ドゥッカ（苦）を招いてしまうような貪《とん》・瞋《じん》・痴《ち》の反応パターンがあれば、正しい反応行動ができるように一つずつ組み替えていかなければならないのです。その時の立役者になるのが、心随観というシステムなのです。

このような落とし穴に陥らないためには、厳密に、50対50の優勢の法則に従って、心に去来する一切の事柄を、等価に観じきっていく決意が何よりも大事です。

もう一つ銘記すべきことは、私たちはまだ悟ってはいない凡夫なのですから、心の実情をありのままに観察すれば、出てくるものは概ね不善心ばかりだということです。嫌悪、批判、高慢、落ち込み、逃げ腰、貪り……と、できれば眼を背けておきたいものばかり直視しなければならないのです。しかし、それゆえに心がきれいになり、立派な人格に成長していけるのだと、何度も確認をしておかないと嫌になってしまいます。汚いものを見たくない、自分の本当の姿に幻滅したくない、と無意識に心随観を拒否してしまう例は多いのです。

我が強く自己中心的な人ほど、自分の心を客観視するのは苦手なものです。心の抵抗も激しいでしょう。しかし、それゆえに最も華々しい心随観の成果を収めることもできるのです。心随観は「心の便所掃除」なのだ、と覚悟しておきましょう。ヴィパッサナー瞑想は、汚れた心をきれいにすることによって、苦から解放されていくシステムなのです。

*エゴのない人格に向かって

心随観の要は「自己客観視」ですが、自分の心を客観視するためには、二つのアプローチの仕方があります。一つには、自己中心的な視座を技術的に転換していくやり方、二つには、人格的にエゴ性を弱めていくことによって心を変えるやり方です。

自己中心的な人は、自分の心を対象化しづらいのだから、エゴ性を弱めないかぎり、心を観る瞑想はできないでしょう。一方、戒の修行がよくできていて、人格が安定している人は、エゴ的な振る舞いや我執がほとんどないので、何の問題もありません。自己客観視に長けているはずです。わがままなエゴ的反応が少なければ少ないほど、自己理解も情況把握も優れているので、何ごとにも客観性が働いて、心を随観するのも巧みなはずなのです。

エゴ性が弱まるとは、具体的には、反応系の心が変わることです。それまでとは発想が変わり、ものごとの受け止め方が変わり、反応の仕方が変わるということです。これまで自己中心的であったことを自覚し、正反対の発想を体得していかなければなりません。

適切な事例かどうかは分かりませんが、ミャンマーの瞑想センターでの私のエピソードを紹介します。

＊ミャンマーでの慈悲の瞑想

瞑想センターで長期のリトリートに入っても、すべての条件が整うことはめったになく、なかなか思うようには修行が進まないものです。しかし一度そのような佳境に入ってくると、瞑想者はわがままになる傾向があります。私も、この時はまさに心身ともに絶好調となり、最高の状態が訪れていました。

全員が一同に会する瞑想堂で一心不乱に座る瞑想に専念していると、非常にマナーの悪いマレーシア人が鼻につき、微かにイラ立つ心が起きました。「イラ立ち」とサティを入れると、スーッと消えるのですが、またしばらくすると薄っすら嫌悪を感じ、「嫌悪の心」とラベリングすると霧消します。「膨らみ・縮み」が続くうちに、また物音に反応し「聞いた」→「〈うるさい〉と思った」とサティを入れ、平静心がもどるのですが、またしばらくすると「〈邪魔しないでくれ〉と思った」とか「〈いい加減にしてくれ〉と思った」とサティを入れる情況でした。

嫌悪が出る。サティを入れる。消える。またイライラする。サティを入れ、消える……。この繰り返しだと分かった時点で、反応系の心に変化が生じないかぎり、何も変わらないであろうことが諒解されました。反応系の修行が重要である所以です。

反応系の心を変えなければならない。発想の転換をして、それまでのものごとの受け止め方や反応の仕方を変えなければならない……。

そこで、サティの瞑想を止め、渾身の力を揮って慈悲の瞑想に集中しました。反応系のプログラムに、慈悲の精神を再インストールしようとしたのです。

このマレーシア人は三ヶ月間一貫して同じ態度でしたが、そんな変な人とめぐり合わせてしまうのは偶然ではなく、こちらの不徳のなせる業なのです。今、自分の瞑想修行が邪魔され、妨害されていると感じて精神的苦受を受けていることには、それ相応の何らかの原因があってのことなのです。他人に嫉妬したり修行の邪魔をしていたかもしれない。露骨に瞑想修行の邪魔はしなくても、身体能力や勉強、芸術的才能などで自分よりも優れている者を妬み、秀でたその状態が失われればよいのに、自分よりも先に成功することがなければよいのに、とひそかに願ったことはなかっただろうか。

あるいは、嫉妬の心はなくとも、人を困らせ、嫌がることをして、苦受を与えてはこなかっただろうか。例えば、雨の日に従兄弟たちと大騒ぎをしてはしゃぎ回り、静寂を好んだ祖父の堪忍袋の緒を切らせ、ひどく怒らせたことはなかったか、などと反省すると、人に迷惑をかけ、困らせ、苦しみを与えてきたことは数限りなくあることが思い出されます。そのように、他人にさんざん迷惑をかけてきた者が、今、他人から迷惑をかけられる情況を嫌がっている。これは理にかなうことだろうか。嫌悪という怒りの煩悩を発するのは、仏教のカルマ論を学んできた者にふさわしいことだろうか……。

原因のないことは起きようがないのです。あの方が悪いのではなく、これは自分の不善業の結果なのだ。悪いのは私なのだと、正反対の発想に逆転させたのです。絶好調の稀有な時が訪れると、エゴが顔を出し、何としても修行を進めたいという渇愛が生まれ、執着とこだわりゆえに怒り系の心が起ち上がっていたのだ、と心から納得したのです。

さらに、あの方がこんな態度を取ってしまうのも諸々の原因があってのことで、自分でもどうしようもなくなっているであろう心が哀れに感じられ、可哀相だな、なんとか良くなって欲しい。瞑想が進みますように、幸せでありますように……と心を込めて祈りました。

その慈悲の瞑想をさらに深めるために、もし彼が、諸々の事情から余裕を失い、嫉妬心や悪意を込めてあのような振る舞いをしているとすれば、彼は未来に悪い結果を収穫しなければならないだろう。私は苦受を受けるたびごとに不善業が消えて、軽減されていくが、それはあの方が自分のカルマを悪くしながら、こちらの不善業を消してくれているからではないか。そんな嫌な役まわりを引き受けてくれているのに、私は、畏れ多くも不快感を覚えているのか。申し訳ないことをした、赦してください、とお詫びしなければならないではないか。直接伝えることがままならないのであれば、頭を垂れて、懺悔をし、せめてもの償いに慈悲の瞑想をやらせていただくのみではないか……と、こちらの身を低め、衷心から慈悲の瞑想をしました。

すると、劇的な変化が起きました。それ以来、彼のどのような振る舞いを目撃しようが、イメージが脳裏に浮かぼうが、怒り系の心は微塵も起きなくなったのです。大好きな友人を思い出すかのような好印象さえともなうように心が変わっていたのです。

気合いを入れて、強烈に慈悲の瞑想に集中した結果、反応系の心に明確な変化が生じたのだと言えるでしょう。姿を見ても、その人の発する音を聞いても、連想に浮かんでも、その情報に対する処理の仕方や認識の仕方、反応系のプログラムの内容、等々が変化していたのです。

想像力豊かに、さまざまなことを想定しながら慈悲の瞑想に没頭していくうちに、怒り系の心が鳴りをひそめ、わがままになっていたことが自覚され、謙虚な心になって最も親しい人に対するかのように慈悲のバイブレーションが発信できたのです。これらは、いずれもエゴ性を弱め、自己客観視の下地を整えるのに役立つと言えるでしょう。

この事例は慈悲の瞑想中心ですが、反応系の心を浄らかにしていくすべての営みが心随観を深めていくものだと理解してよいでしょう。

*視座の転換

反応系の心の内容は、その人の生き方全体によって変化していくものです。仏教の場合には、戒を守ること、慈悲の瞑想、諸々の善行を積み重ねていくこと等々が中心になります。生きていく指針である仏教の営み全体が、心を浄らかに変えていくのです。

しかし、技術的な角度から発想の転換をうながし、心随観を深めていくこともできます。

具体的には、例えばロールプレイングなどをやってみることです。

自己中心的なものの見方を、心の中で変えることができない場合には、実際に配役を決めてロールプレイングをしたり、脚本を読み合わせたりすることによって、劇的な効果が得られます。

ロールプレイングは、役割（ロール）を演じる学習技法です。企業の研修などでは、例えば上司の役を演じたり、顧客の役や営業担当者の役を演じることによって、営業手法を客観的に分析したり、営業に対する顧客の視点を検討したりします。

「人の身になって、考える」ことが難しいなら、ストレートに相手の立場の役を演技することによって、相手の立場と相手の気持ちが理解されるだろうということです。友人や家族に手伝ってもらえば、試してみることができます。トラブル相手の役を演じてみるのです。父親と確執があるなら、あなたが父親の役をやり、上司との関係が怨憎会苦《おんぞうえく》なら、あなたが上司の役を演じてみるというやり方です。自己中心的な視座が一変する実感と感動を味わうことが大事です。

＊構成因子に仕分ける

私たちの心は、常にネガティブなものを抑圧しています。表層意識には当たり障りのない心が現れ、肝心の本心にはコンプレックスやトラウマが抑圧され、恨みの心や嫉妬心など一番気にしている不善心所ほど秘め隠されているのが実情です。

心を浄らかにしていく上で最も大事なものが見えづらいのですから、心の観察を鋭くし、洞察を深めていかなければなりません。具体的には、分析力や抽象能力のトレーニングが鋭い洞察力につながります。人の能力も所詮、脳のネットワークに形成される「情報」の問題に帰するのです。日常モードの時に仕込んでおいたことは、瞑想の最中にも出やすい道理なので、普段からいろいろなものごとを分析的に観るように訓練しておくことが、心随観のためにも、智慧の発現のためにも大切です。

抽象能力とは、多数の対象の中から、共通する因子や性質、側面などを抽出する力のことです。それ以外の要素は当然排除され、こちらは捨象と言います。人間も事物もすべて対象というものは、諸々の要素や構成因子が複雑にからみ合って全体を構築しているごった煮状態です。その全体の中から一つの特性を選り分けて仕分けることを訓練するのです。

例えば、今ここに、リンゴとミカンとサクランボがあったとします。形は丸くてどれも共通、色は赤いリンゴと赤いサクランボが共通、大きさはすべて違う、といった具合に観察していくのです。共通因子をあらゆる角度から見出す訓練ですから、さらに、熟れ具合はどうか、味の甘味や酸味はどうか、旬の季節は、皮の厚さ、硬さ、光沢は、など等質性と異質性を考えられるだけ列挙していくのです。これは果物にかぎらず、人間、作品、器物や場所……、どんなものでも練習できます。

分析力というものは、悟りの七覚支の一つ「択法」をはじめ、仏教の智慧を形成する因子として最重要の能力の一つです。普段からものごとを要素に仕分け、構成因子に還元していく訓練をすると、物に対しても、人に対しても、心に対しても、洞察力が養われていくでしょう。練習のための練習が嫌なら、困った問題が発生した時に、その問題を構成しているあらゆる要素を徹底的に仕分けて紙やカードに書き出してみるのです。重要度や優劣、価値のあるなし、などにこだわらず、最初は思いつくものをすべて列挙していき、出つくしたら、関係のあるものを同類の一まとめにし、さらに相互の等質性を見抜いてグループ同士をまとめながら並べ替えていくとよいでしょう。

例えば、こういう事例があります。子育てが終わった年代の主婦の方が、久し振りに旧友と逢って帰宅すると、ぐったり疲れていました。最初は疲労感しか自覚にのぼらなかったのですが、心を観ていくと、怒り系の不善心に陥っていることが分かりました。それもどうやら嫉妬が関係していると分析できたのですが、そこから先は自分でもよく分からない、という情況でアドバイスすることになりました。

相手のどの部分に嫉妬を覚えるのか、紙に項目を列挙して一つ一つ検討するとよい。嫉妬だから、自分よりも優れている相手の美点や環境因子に絞ってリストアップする。例えば、友人の夫との関係、子育てがどのように成功しているか、住宅の大きさや経済的な裕福度、仕事のキャリア、才能、健康状態、容姿、ファッションのセンスなど、思いつくファクターをまず列挙し、その一つ一つに対する自分の心の反応を観ていくのです。このように具体的に分析していくと、気づきにくかった自分の心が観察されてくるというわけです。これは「択法」のトレーニングにもなっています。

まず文字やカードでこのような訓練をしておくと、同じことがだんだん頭の中だけで瞬時にできるようになっていきます。

＊心の深層から変わる

「自己嫌悪の抑圧」とサティが入った瞬間、それまで背中がバリバリにこわばって丸三日間強烈な痛みを発していたのが、パーッと嘘のように消えていったなどという劇的な事例もよく報告されます。サティの力だけで、問題の症状が完治しているのです。これは、自己嫌悪している事実を認めようとしないで、強力に抑圧していたことが原因の症状なので、その中心原因が除去されることによってドラマチックに雲散霧消したケースです。

劇的に消えるなら、それはそれでよいでしょう。素晴らしい洞察です。しかし、心随観は、気に食わない現象や悪い症状を消すことが目的ではありません。今、自分の心は、どうしようもない不善心の状態だと気づいて、その事実を潔く認めることが本義なのです。善くても悪くても、ありのままに現状を承認し、その事実を肝に銘じておきさえすれば、必ず不善なる心を直していくことができるでしょう。実際に超克する仕事は、五戒や慈悲の瞑想、善行など、すべてを動員して別件で行なえばよいのです。反応系のプログラム書き替えという大仕事です。

具体的には、正反対の善心所のプログラムに塗り替えるために、言動レベルでも思考レベルでも常に善なるものを選んでいく努力の持続と瞑想の修行です。何万回も繰り返して脳の中にできた電車道のような反応パターンを、一発の洞察で劇的に削除したい、とインスタントな即効性を期待するのは間違いです。おそらくそれは、心を浄らかにする営みではなく、汚れた心から逃避したい衝動だろうと思われます。煩悩を一つずつつぶしていくのが、正しい仏教のやり方です。

第二章の最後で、一面の銀世界が眼に入った瞬間、瞑想者Aさんは電光石火の速さで「見た」とラベリングし、「眼識」と「想」を見事に仕分けたことを紹介しました。最後に、その瞑想修行の続編の様子をお知らせしておこうと思います。

その後、食事の瞑想が終わり、立ち上がった瞬間の第一歩から、センセーションの感じ方が異様に鮮明になっていました。思考がいささかも入らない状態で、すべての注意がセンセーションに注がれたのです。すると、これまで歩行のセンセーションに足の概念が微妙に付着していたことに気づきました。法として存在している純粋なセンセーションに、「私の足が」という漠然とした印象が重ね合わされていたのです。

一歩一歩張りつめたサティを連続させながらそのまま三階に移動し、歩く瞑想を続けていると、素晴らしい体験ができたことを誰かに誇らしく語りたい気持ちが意識され、「自己顕示欲」とサティを入れました。即座に、自己顕示欲を嫌っている心に気づき、「自己嫌悪」→「劣等感の否定」とサティが続きました。

自己顕示欲もそれを嫌って打ち消そうとする心も、いずれも抑圧されがちで気づきづらいものです。それが見事に洞察されたのは、「眼識（白色）」と「想（雪）」を識別できるほど鋭くなったサティの力のおかげです。さらに、すべては劣等感の否定から始まっていること、ありのままに受容することが根本解決につながることなど、一連の洞察は、生き方の根幹にまで影響を及ぼす素晴らしいものとなりました。

もう一つ心随観の事例を紹介しましょう。

転職を機に、やっと念願の十日間合宿に参加できた人がいます。平素は眠気に襲われることなど皆無に近かったのに、合宿に入るや、二日目からは眠気が頻発し、三日目からは膝の痛みがひどくなり、最悪の展開になってきました。

心を観る瞑想をして、原因を自覚するように指導されました。「眠気」や「痛み」など現れている現象にサティを入れても、まったく効き目がありません。ラベリングが無効である場合は、その現象の本質や正体が捉えられていない、と考えてよいでしょう。どのような現象も、きちんと対象化や客観視ができれば、後続を絶たれて消滅していくものです。

そこで、心を随観し、「焦り」「嫌になっている」「イライラ」などとラベリングしましたが、一向に変化しません。ところが夜になって突然、「言い訳」というラベリングが浮かんだ瞬間、ものの見事に眠気が消えてしまったのです。劇的でした。さらに膝に注意を向けると、痛みがスーッと退いていくのが感じられました。「えーっ、まさか！」と本人が仰天しました。何日も悩み苦しんでいた問題が雲散霧消してしまったのです。お腹の中心対象に注意を向けると、センセーションが急に明確になり、瞑想状態が一気に深まっていきました。

面接で確認したところ、「言い訳」というラベリングが浮かんだ瞬間、この瞑想者はすべてを直観していたのです。何のための言い訳か。それは、十日間の合宿に参加して何の成果も出せなかったとしても、それは自分の力不足ではなく、痛みや眠気のせいだ、という自分自身に対する「言い訳」だったのです。

ありのままの自分の状態を認めることができず、眠気を催させ、膝に痛みまで発症させて、ダメなのは自分のせいではない、この眠気のせいであり、あまりにも痛くて瞑想にならなかったからだ、仕方がないではないか、と必死に言い訳をしていたというわけです。

この言い訳の背景には、プライドや高慢などの煩悩が控えているのは言うまでもありません。この瞑想者が転職することになったきっかけも、仕事上のライバルに対するプライドが原因だったのです。一生に一度の瞑想合宿になるだろうと自覚しながら勇んで入山したのですが、まさにその過剰な期待が、良い結果を出せなかったらどうしよう、などの妄想を生み、プライドを守るための病的な眠気や痛みを発症させていたのです。

しかし、このことを深く受け止めることができたので、今後の人生に変化を生起させるかもしれない、非常に深い自己理解につながりました。結果的には素晴らしい成果の上がったリトリートになったと言えるでしょう。

突然、「言い訳」というラベリングが浮かんだ瞬間……。それはエゴが宰領している世界が超えられ、真実の状態を洞察する智慧が閃く瞬間でした。ヴィパッサナー瞑想が輝いた一瞬と言えるでしょう。

歩く瞑想や座る瞑想を開始した時には、単調なセンセーションの観察を繰り返していることに疑問を感じる方が多いのですが、まずサティの基本レッスンをして、このような自己理解につながる心随観にレベルアップしていくためであると理解してもよいでしょう。

心随観のサティで得られた洞察を振り出しにして、考察や決意、慈悲の瞑想、新たな情報のインプットなど、あらゆる善行為を総動員して反応系の心を浄らかに塗り替えていく……。これがまさしく、サティの瞑想と反応系の心の修行とが連動して「心の全体的成長」をうながしていく、総合的システムとしてのヴィパッサナー瞑想です。体得できるように、しっかり瞑想していきましょう。

第六章　慈悲の瞑想

（1）サティと慈悲の両輪

昼さがりのタイのクーティ（独居住宅）で、汗をかきながら座る瞑想をしていました。上半身は裸でした。その時どこからともなく、プーンと一匹の蚊が飛んできました。サティの瞑想に疲れきっていたので、気分転換に、この蚊に対する慈悲の瞑想を試みました。万感の想いを込めて強烈に慈悲のバイブレーションを放射したのです。

すると、不思議なことが起きました。ギリギリまで近づいてくるのですが、顔にも肩にも背中にも、どうしても止まることができないのです。眼に見えないオーラにはじき返されるように侵入できず、約三〇分間、虚しく旋回し続けていました……。

また別の日、やはり座る瞑想の最中に一匹の蚊が飛来しました。サティを続けるべきだったのですが、検証したい気持ちもあり、前回同様、慈悲の瞑想に没頭しました。すると、またしても蚊が侵入できなくなり、膠着状態が十数分間続きました。

ところが今回は、微妙に集中が破れ、なぜか不快な人物と情景の妄想が浮かび、微かに嫌悪の感情が動くのを感じました。すると、その瞬間を待っていたかのように、蚊が猛然と襲ってきて、額をチクリと刺し血を吸い始めたのでした。

人間の体からは、オーラのようなエネルギーが放射されていて、嫌悪の色にも慈悲の色にも瞬時に同調し、互いに響き合っているのではないか……。

原始仏教では、サティの訓練と並行して必ず「慈悲の瞑想」を行ないます。ヴィパッサナー瞑想の真の目的は、心をきれいにしていくことです。サティの訓練で妄想を止め、あるがままの自分を正確に捉えることができても、最終的に私たちの心の反応パターンが変わらなければ、今までと同じような貪・瞋・痴の振る舞いで反応してしまうでしょう。慈悲の瞑想は、この世で最も崇高な「慈悲」の心を私たちの反応系の心に組み込んでいく訓練です。

（2）　慈悲の瞑想のやり方

慈悲の瞑想を実践するのはとても簡単です。これは概念を瞑想対象に使用するサマタ系の瞑想なので、慈悲の言葉を唱えるだけで瞑想が始まっているのです。言葉の意味に集中できたほうが効果的ですが、あまり気にする必要はありません。言葉が頭に浮かべば、必ず心に何らかの反応が起きます。つまり、心が影響を受けて変わるのです。試しに今、「殺人・争い・ケンカ」という言葉を浮かべてみてください。次に「優しさ・安らぎ・幸せに」と呟いてみてください。どうでしょうか。次の瞬間、心に起きた反応が違うのではないでしょうか。

一度意識に上ったものは、必ず次の心に影響を及ぼします。ですから、イライラ・モードの時であれ、ちっとも実感がこもらない時であっても、慈悲の瞑想をやろうと思い、言葉を唱えるだけで、必ず心は影響を受けて、その方向に変わっていきます。繰り返されれば繰り返されるほど脳細胞のネットワークが強化されますので、慈悲の心がいつの間にか形成されていくのです。

では、やってみましょう。声を出して行なってもかまいませんが、想いを込めるためには、口に出さず心の中で唱えるほうがよいでしょう。

まず文言を示します。

1. 私が幸せでありますように
私の悩み苦しみがなくなりますように
私の願うことがかなえられますように
私に悟りの光があらわれますように

2. 私の親しい人々が幸せでありますように
私の親しい人々の悩み苦しみがなくなりますように
私の親しい人々の願うことがかなえられますように
私の親しい人々に悟りの光があらわれますように

3. 生きとし生けるものが幸せでありますように
生きとし生けるものの悩み苦しみがなくなりますように

生きとし生けるものの願うことがかなえられますように
生きとし生けるものに悟りの光があらわれますように

4. 私がきらいな人々も幸せでありますように
私がきらいな人々の悩み苦しみがなくなりますように
私がきらいな人々も願うことがかなえられますように
私がきらいな人々にも悟りの光があらわれますように

5. 私をきらっている人々も幸せでありますように
私をきらっている人々の悩み苦しみがなくなりますように
私をきらっている人々も願うことがかなえられますように
私をきらっている人々にも悟りの光があらわれますように

6. すべての衆生が幸せでありますように
すべての衆生が幸せでありますように
すべての衆生が幸せでありますように

慈悲の瞑想は、それぞれの基本の四行から成り立っていて、各行が「四無量心（慈・悲・喜・捨）」という仏教の最重要徳目を表しています。

まず一行目は、慈しみ（メッター：mettā）の心を表しています。どんな生物も傷つけられ殺されることを極度に嫌がります。幸福な状態で生きていきたいと誰もが願っているのですから、優しい心のエネルギーをすべての存在に放ってあげるのです。

慈しみ（メッター）とは、存在と存在とを和合させ調和させるエネルギー傾向のことです。対象を嫌い、否定し、破壊しようとする怒りの煩悩に打ち勝つためには、対極にある慈しみの心を成長させていくのです。怒りは、慈しみの瞑想によって乗り超えられます。

慈悲の心の最大の特徴は、エゴのない「無私性」です。「俺が、私が……」と我執が働けば、慈悲の瞑想にはなりません。例えば、愛し合う男女も、互いに相手を優しく慈しみますが、強力な自我感やエゴ意識のもとに「私」が「私の愛する者」を慈しんでいる状態だと言えるでしょう。

エゴがなければ、何らの見返りも要求しない無償の愛が発露しますが、エゴがあれば、可愛さ余って憎さ百倍。「私」の愛が報われないと不愉快になり、嫌悪や怒りが出るのが普通です。互いのエゴに固執し、自己愛と自己愛とが激突し、自分の愛する集団や国家が、他者の愛する集団や国家と激突し、闘争を繰り返してきたのが人間の歴史です。

他者を慈しむ「愛」から、エゴ意識や我執が脱け落ちると、純粋な慈悲が現れるでしょう。慈悲の瞑想は、無我を目指す修行でもあるのです。エゴが完全に超克された時、慈悲の心が完成します。そのゴールに一歩一歩近づいていくために、不完全であっても慈悲の瞑想を繰り返し唱えていくのです。

二行目は、憐れみ（悲：カルナー：karuṇā）を表しています。人間であれ動物であれ、命あるものが苦しんでいる姿を見た瞬間、心が震動してしまうのです。ああ、可哀相、何とかしてあげたい、苦しみを取り除いてあげたい、と助けたくなる心が「悲（カルナー）」です。苦しんでいる時、困っている時、優しく手を差し伸べてもらえたら、どんなに嬉しいでしょう。いつでも誰に対しても、そうしてあげられるように、この言葉を繰り返し唱えて、しっかりと心に定着させていきます。

悲（カルナー）の心も、自我意識が入れば不純なものになってしまいます。誰でも自分の家族や仲間が苦しんでいれば助けてあげたくなりますが、そこには自己愛の延長の要素があります。私たちは自分と他者との間に一線を画しており、同じ組織や共同体、国家など、自分と同一の要素が見出せる人々には慈しみも憐れみも感じるが、その範囲外の赤の他人が苦しんでいても無関心になりがちです。敵対する者が苦しむのを見て、ザマアミロと喜ぶ人もいます。自我意識やエゴがあれば、慈しみの心も悲（カルナー）の心も成立しないのです。

エゴを無くすことは至難の業ですが、中国の残留孤児を育ててくれた養父母の中に、純粋な悲（カルナー）の心を感じたことがありました。

若い中国人の夫が、和服の帯に包まれて捨てられていた日本人の子を見るに見かねて拾ってきました。生後四ヶ月の敵国の赤ん坊でしたが、我が子として育てようと夫婦は語り合いました。ところがその三日後、夫は馬車で川べりを通行中、日本兵に銃剣で殺されてしまったのです。それでも「あまりに可哀相で見捨てることはできませんでした。日本人の子供だけど、助けたいと思いました」と、残された妻は周囲の反対や迫害を怖れながらも、立派に育て上げてくれたのです。

夫を殺した憎むべき敵の赤ん坊です。そんな子供を育てても何のメリットもないどころか、誰もが反対し非難するのに、あえて我が子として育てる……。純粋な悲（カルナー）の心だと思いました。

三行目は、喜（ムディター：muditā）です。親しい人であれ、赤の他人であれ、誰かが幸せな状態にいるのを見た時に、心から「よかったね」と共感し一緒に喜んであげる心です。

弱肉強食の非情な生存競争に勝ち抜くことは、すべての生物にとっての至上命令です。そのせいか、他人が不幸に陥り敗退していくと相対的に自分の生存状態がよくなるので、悲しいことに、生命には他人の幸せを嫉妬し、不幸を喜ぶという怖ろしい心が組み込まれているのです。三行目は、根の深い嫉妬の煩悩を乗り超え、他者の幸福状態を自分のことのように喜んであげられる心になる訓練です。

自己保存や生殖の本能に由来する嫉妬の煩悩は、非常に根深いものなので、言葉を唱えるだけでは、簡単に乗り超えられないでしょう。そこで嫉妬そのものに対する発想を転換するために、このように考えてはいかがでしょうか。

自分には与えられていないのに、他人は素晴らしい価値あるものを所有している。嫉妬とは、それが許せないという怒りです。容姿端麗な人に嫉妬を覚えたなら、その人はあなたよりも美人のはずです。自分より醜い人には嫉妬しないからです。頭が良い人、スピード出世をしている人、お金持ちの人、素晴らしい結婚相手に恵まれてその後も幸せが続いている人……。嫉妬の対象になる人は皆、自分より優れたものを持っていて、自分は欲しいのにそれが無いという状態です。

嫉妬は怒りの心であり、否定し、打ち消し、破壊する心です。あの人の美貌が許せない。あんなに頭が良いのが許せない。あんな人、左遷されて転落すればいい気味だ。あの程度の人がどうしてあんなに良い結婚ができるのよ、離婚すればいい。……といった具合に、嫉妬は相手の素晴らしい状態を呪っているのです。

自分が欲しいものを否定し、破壊されるのを願い、呪っているのですから、カルマの法則上、自分自身にもその価値あるものは実現されないのです。あなた自身は、容姿端麗にはなれないし、頭は今よりも悪くなるでしょう。出世もできないし、貧乏で、結婚にも失敗するでしょう。これが嫉妬の結果、得るものです。

嫉妬すれば、嫉妬したその物は自分には入ってこない法則です。怖ろしいことです。ですから、もっときれいに美しくなってください、もっと頭が良くなり、さらに出世して上位のステータスに上り、今よりももっと幸せな結婚生活が送れますように……と祈るのです。「喜（ムディター）」の実践です。肯定し、心から望み、祝福したものは、あなたにも必ず入ってくるでしょう。

これが、スリランカで教えていただいた、嫉妬を克服するやり方です。試してください。

最後の四行目は、捨（ウペッカー：upekkhā）です。これは、すべてのものを等価に公平に眺める、聖なる無関心とも言うべき心で、悟りに最も近似した仏教のエッセンスのような心です。

慈悲の瞑想は、エゴがあればできません。慈悲の心とエゴは、対極に位置するものです。サティの瞑想の場合も、もしエゴの立場から好き嫌いを言い立てるならば、現象の良し悪しに執われ、無差別平等にサティを入れ続けることができなくなります。サティの心と慈悲の心とをリンクさせ、悟りにつなげているもの、それが「ウペッカー（捨）」の心です。あらゆるものに対してのめり込まず、巻き込まれず、明晰な無関心の状態で静観できるので、ありのままの真実相が正しく見られるのです。「ウペッカー（捨）」の心が成長すればするほど、「慈・悲・喜」の心は完全なものに近づいてきます。

あらゆるものを淡々と、静かに観じきっていく作業の究極に悟りがあります。それは自我感やエゴ妄想が脱落した無我の世界であり、そこから自然に発露してくるものが真正の慈悲の心なのです。

その慈悲の心を体得するために、バスの座席で、駅のプラットホームの列に並びながら、買い物の帰りに、カレーの鍋をかき混ぜながら……、毎日何度でも慈悲の瞑想を心に繰り返しましょう。

（3）なぜ「私」の幸せから？

さて、慈悲の瞑想の各行は、慈・悲・喜・捨の四無量心を象徴していることが分かりました。では、なぜ私の幸せを願うことから始まるのか、という疑問が浮かぶかもしれません。

自分は後回しにしてまず他人の幸福こそ先に願うべきではないか、という衆生済度の考え方も広く知られておりますが、しかし原始仏教では、自分自身が幸せでなければ、他者に対する本当の慈悲の心は発露しないと考えます。

「自ら浄められてから、他を浄めよ」というのが順番で、他者に対して慈悲の瞑想がしたいなら、まず自分が幸せであることは義務なのです。ですから堂々と私の幸せを最初に祈ります。「私は悩み苦しみのない者となれ。幸せであれ」と祈り、次に身近な存在の幸せを祈り、さらに生きとし生けるすべての生命の幸いを祈るのです。

（4）きらいな人たちの願いがかなうと……

4と5の「私がきらいな人々」と「私をきらっている人々」の幸せを祈るのは、ちょっと難しいかもしれません。敵対関係にある人たちの願うことがかなうと、我が身が危ない、と思っている方がいるかもしれません。

どんな人の心の状態も、相応の原因と条件によって生起させられた一時的なものです。人の心は無常に変滅していくもので、どんなに悪人に見える人であっても同じ心の状態を永遠に保ち続けることはできないのです。人の心の無常を知って、怨みに対して怨みを返さず、赦しを学びましょう。否定し、斬り捨てるのではなく、人の心の本当のあるべき姿に気づいて欲しい、これからよくなって欲しい、と心の中で祈りながら、その存在を受け容れてあげるようにしましょう。

どんな人も生き物も皆、例外なく幸せな状態を望んでいるのに、無明の闇に蔽われた人たちは、自分の未来を不幸にしてしまうような愚かな願いごとを願ってしまっているのです。その無知の状態が壊れて、

「私がきらいな人々も、私をきらっている人々も、本当に自分を幸せにすることができ

る正しい願いを願うことができますように。そしてその願いがかないますように……」

と祈らせていただくのが、慈悲の瞑想なのです。

しかし実際問題として、きらいな人に対して慈悲の波動を送るのはとても難しいことです。もし、嫌いな人に対して慈悲の瞑想をすると、嫌悪感との戦いになったり、怒りモードに陥ってしまうようでしたら、中止してください。心を浄らかにする瞑想に取り組んで、逆に心が汚れるなら、意味がありません。時期尚早と考え、後日再挑戦すればよいでしょう。あまり無理をして強引なことをすると、負担になって嫌になってしまいます。

(5) いつやればよいのか

慈悲の瞑想は、集中を高めるサマタ瞑想としても、怒りや嫉妬などを乗り超える反応系の心の修行としても、いつでもどこでも好きな時に行なうことができます。代表的なやり方を三つ紹介しておきましょう。

まず一番目は、慈悲の瞑想を一、二回行なってからサティの瞑想を始めると、サティの質が高まるので推奨いたします。仕事が終わり帰宅した時点などでは、心の中はその日一日の不快な出来事や雑多な印象で薄っすらと汚れているものです。何となく落ち着かない、無意識にイライラしている、といった不善心所モードが瞑想の大きな妨げになりますので、まず慈悲の瞑想に集中し、心のモード変換をするとよいでしょう。

「ヴィパッサナー瞑想を行なっている知人、友人、日本の、世界の、すべてのヴィパッサナー瞑想者が幸せでありますように……」と主語を替えながら定番の四行を祈り、最後に「瞑想が進みますように。心が浄らかになりますように。ブッダのダンマの真髄を悟ることができ、解脱できますように」と付け加えておくのもよいことです。他人の瞑想が進むのを願うことは、結果的に自他の分別が壊れ、他人にも自分にも良き効果がもたらされるものです。自分と他人、自分と世界が分断された別個のものであるという印象は、エゴ妄想に由来しています。本当は、無量無数の因縁の束で結ばれ、関係し、連続しているエネルギーの流れがあるだけなのです。

このやり方は、サティの瞑想の直前にかぎりません。心が汚れているなと感じた時にはいつでもどこでも直ちに慈悲の瞑想を行なって、早目にモード変換してしまうことが、自分の心に対しても、周囲の人々に対しても、優しい賢明な対応になります。これから人に会う直前や、電話をしようとする直前、会議が始まる前、買い物をする前など、気軽に実行してみましょう。

二番目は、サティの瞑想が終了した時に、慈悲の瞑想を行なって締めくくります。瞑想が終わって日常生活にもどる情況なので、心を慈悲モードに染めておいたほうがよいだろうということです。

サティを日常生活に持続させることができれば理想的ですが、初心者には至難の業です。ルーティンワーク（パターン化した繰り返しの仕事）が多い方や一人暮らしの方は、比較的サティが入れやすいのですが、複雑な仕事や生活環境では難しいでしょう。サティが維持できないのであれば、心がきれいになった時点で、反応系の心を慈悲モードにしてこの世のことに臨むのがよいのではないか、ということです。

三番目は、移動中や短時間の待ち時間など、まとまったことが何もできない中途半端な時間帯を慈悲の瞑想で埋めていくやり方です。

私たちの心は自然に放置されていれば、くだらない取りとめもないことしか考えていないものです。自己中心的な欲や嫌悪や批判などが断片的に浮かんでは消えていくだけです。六門からの情報を無意識にサーチしながら、情報に反応しては取りとめもなく連想し、最後は貪・瞋・痴の心でピリオドを打って、次の刺戟↓連想↓貪・瞋・痴……という流れを繰り返しています。心がいつの間にかひとりでに汚れていく所以です。

その対抗手段として、サティを入れてマインドフルでいることを心がけるべきなのですが、能動的に構えてかなり努力しないとサティは持続できません。しかるに慈悲の瞑想は、レベルを落としさえすればどんな時にも口癖にしてやれるものなのです。レベルを落とすという意味は、強い実感のこもった本気モードの慈悲の出力はできなくても、軽く流しながら、心を慈悲モードに留めておくということです。心の中で慈悲の瞑想の言葉が繰り返されているかぎり、貪・瞋・痴の妄想に深々とハマり込んでいくことは阻止されるはずです。

バスや電車に乗ったら、取りあえず「この車輛に乗り合わせたすべての人々と、これから乗車されるであろう方々が、幸せでありますように。悩み苦しみがなくなりますように……」と祈るのです。スーパーマーケットのレジの列に並び始めた瞬間、プラットホームで電車を待っている短い時間、本も新聞も読めない状態の地下鉄など、毎日必ず発生している「浪費時間」に慈悲の瞑想をしてください。集中が弱くても、頻度が多くなれば、脳にしっかりと回路が形成されていきます。

(6) 言葉を変えてもよい

慈悲の文言は、意味を変えないかぎり、自分の言いやすいように変化させて一向にかまいません。英語が得意なら英語でもよいでしょう。言葉の意味に共感し、こちらの心から実際に慈悲の波動が発信されることが肝心なのです。無表情のお面のような心で、ロボットの機械音のように、ただ言葉を唱えるだけでは、慈悲のバイブレーションは動きません。「私の親しい人々が真実に幸せでありますように」と副詞を加え強調して祈ったとたんに、もの凄い実感が込められて、真剣な慈悲の瞑想になったとレポートされた方もいます。相手のイメージを鮮明に想起し、苦しい情況が乗り超えられて喜んでいる様子を生々しく想い描いてもかまいません。情緒的な感動を込めて祈ったほうが強力なエネルギーが動き、それだけ効果は絶大になるでしょう。

本気モードで出力される強い意志（チェータナー：cetanā）のエネルギーが、カルマを形成していきます。強力な慈悲の瞑想が不可思議な円滑現象を起こすのも、カルマが形成されるメカニズムに関係していると考えられます。

慈悲の瞑想の言葉の意味を味わいながら、涙がにじむような実感を込めて、集中して祈ってください。祈られた相手の心が無意識の領域で揺さぶられるでしょう。そして何よりも、慈悲の瞑想に没入すれば、祈る本人の心が強烈に慈悲の色に染め上げられていくのです。もし心が慈悲の波動に満ちているならば、不幸な苦しい情況の中にいても、心晴々と潔くその苦境を引き受けていくことができるし、必ず乗り超えていくことができるでしょう。心のエネルギーがすべてを変えていくのです。

（7）気づかないうちに変わる心

人の心は簡単に変わるものではありません。脳の神経回路網にしっかり書き込まれた情報が毎日のように繰り返されクセになっていれば、その回路が廃棄されるまでには時間がかかります。また、正反対の情報を新しい神経回路網に書き込んでも、同じ信号が何度も繰り返されなければはかなく消え去ってしまうのも当然です。一時的な昂奮や感動はすぐに醒めますが、確信のともなった繰り返しは、気づかないうちに心を変えていくと心得ておきましょう。

第三者からの客観的評価が得られれば、本当に心が変わった証しになりますが、自分でもはっきり確認できた事例を紹介しましょう。グリーンヒル瞑想研究所のホームページで毎日更新されている「今日の一言」からの引用です。

☆子供の頃からイモムシが大嫌いで、見つけると踏みつぶしていた人がヴィパッサナー瞑想に出逢い、厳密に不殺生戒を守り始めた。毎日一〇分間のサティと並行して、慈悲の瞑想も日課として続けていった。

ある日、大きな公園を散歩中に、イモムシが丸まっているのが眼に入った瞬間、「見た」→「連想」→「微笑」→「優しい気持ち」とサティが入った。

無類の犬好きだったこの人がイモムシを見た瞬間に連想したのは、自宅の玄関先で尾っぽの中に顔を埋めて丸まって眠る愛犬の寝姿だった。

一番嫌いだったものを認知した次の瞬間、一番好きなものが連想され、優しい心になっていたのだ。イモムシに対する嫌悪も苦手意識も完全に卒業できたのだ、と思った。

ゆるやかに、確実に、人の心は変わっていく……。

☆「私が嫌いな人々も幸せでありますように……」と慈悲の瞑想をしながら、一番で想起されてくるのは、長年にわたって憎み合ってきた隣人の顔だった。
毎日慈悲の瞑想を続けながら、数ヶ月が過ぎた。

ある日、ふと気づくと、その隣人が「私の親しい人々が幸せでありますように……」のグループにまぎれ込んでいたのだ、という。

いつの間にか反応系の心が変わってきたのだ……。

（8）慈悲の瞑想がもたらすもの

慈悲の瞑想には「万《よろず》、もめごと解消効果」とも言うべき、不思議なトラブル解決効果が顕著に見られます。多くの方々が慈悲のエネルギーによって、敵対関係や不和、対立、争いが解消し、なかには裁判が取り止めになったり、奇跡的に結審したケースなどが何件もあります。

怒りを出力すれば怒りのエネルギーが返ってくるように、慈悲のエネルギーを出力すれば慈悲が返ってくるのです。対象を嫌い、否定し、破壊する怒りのエネルギーを真の解決に導くものは慈悲のパワーなのだと、実践を通して検証していきましょう。

テーラワーダ仏教の瞑想の理論的根拠になっている『清浄道論』には、慈悲の瞑想の十一の功徳というものが説かれています。項目のタイトルだけでも充分意味が分かりますので、列挙しておきます。

①安眠できる
②安楽な目覚めが得られる
③悪夢を見ない

④人に愛される
⑤人間以外の存在（神々）にも愛される
⑥神々によって守られる
⑦天災や人災を免れる
⑧心の統一が容易となる
⑨晴れやかで明るくなる
⑩良い死に方ができる
⑪死後、梵天界（上層の神々の領域）に再生する

ミャンマーやスリランカの森林僧院で、何人もの比丘の方々から「懐中電灯は持っているか。蛇が多いので、気をつけなさい」と警告されました。しかし私は、昼であれ夜であれ平然と歩く瞑想をしながら、まったく気にすることがありませんでした。僧院のすべての人々と、蛇や蛙や鳥や虫などすべての生きとし生けるものに対して、朝晩必ず、強力に集中して慈悲の瞑想を行なっていたからです。慈悲の波動が発信されている者に対しては、いかなるものも攻撃することができないと確信していたので、まったく不安を覚えることがなかったのです。

真剣に慈悲の瞑想を行なう人には、大いなる安心感と自信が生まれてきます。仮に、慈悲の瞑想によって現象自体に変化が見られなかったとしても、こうした安心感や自信や赦しの感覚に包まれ、静かに安らいでいられるなら、それだけでも充分ではないでしょうか。

ヴィパッサナー瞑想は心をきれいにしていく清浄道であり、その究極の悟りに達した聖者たちは完全な慈悲の心を体現して残余の生涯を送るのです。私たちも、瞑想を実践することによって一歩一歩近づいていきましょう。

終章　心を完成させる十二の方法

(1) 在家のための方法

最後に、反応系の心を成長させる実践的な方法を紹介しておきましょう。

これまで述べてきたように、サティの瞑想は思考を止めて受動的な観察に徹していくので、個々の煩悩を実際に一つ一つつぶしていく仕事は別件で行なわなければなりません。サティの修行も、反応系の心の修行も、ヴィパッサナー瞑想という総合的システムの一部門なのです。もし「戒→定→慧→解脱」の順番通りに正統な修行の進め方をしてくれば、「戒」の部門で反応系の心は申し分なくきれいになっているはずです。そういう方は、サティの瞑想だけに専念して解脱の仕事を完成させていくことができるでしょう。

しかし、それは出家の道であり、在家の私たちは誰も反応パターンに問題を抱えています。怒りっぽかったり、高慢であったり、快楽を貪るのが止められなかったり、コンプレックスやトラウマをいつまでも引きずっていたり……。反応系の心が各人各様に汚れているのは当たり前なのです。

ヴィパッサナー瞑想で何よりも大事なのは、仕事や生活の現場で本当に苦から解放されていくことです。そのために心を浄らかにして、苦の原因を絶つのです。その具体的なやり方が、思考を止めて事実をありのままに観るサティの技術と、情報処理された直後に反応する心のプログラムを正しい浄らかなものに書き替えていく作業なのです。

乱れた心を統一し、浄らかな清々しい境地を作ることは、従来の瞑想でもなされてきたことです。ヴィパッサナー瞑想が画期的なシステムとして人類の歴史に登場してきた意義は、反応系のプログラムを根底から組み替える技法も包含した総合的システムとして提示されたことでした。たとえわずかであっても、実践した分量に比例して、どなたでも確実に、人生の苦しみを減らすことができる道が示されたのです。

この心の清浄道こそ原始仏教の眼目であり、具体的な方法や項目が『一切煩悩経』『削減経』など数多くの経典に説かれています。ここでは、反応系の心の組み替えと、一般的な瞑想技術の両方に役立つものを紹介したいと思います。本書を締めくくる章として、理論的に美しくまとめることよりも、心が確実に浄らかになるための実践的な技法の紹介に徹しようと思います。

(2) 悪を回避する技術

膨大な仏教の教えもそのエッセンスは、わずか四行にまとめられてしまいます。「諸悪《しょあく》莫作《まくさ》、衆善《しゅぜん》奉行《ぶぎょう》、自浄其意《じじょうごい》、是諸仏教《ぜしょぶっきょう》」(『ダンマパダ』)の七仏通戒偈《しちぶつつうかいげ》は、どの時代に出現したブッダたちも共通して説いた普遍的な真理であると、お釈迦さま自身が述懐しています。「悪を避け、善をなし、心を浄らかにすること」に一切がつくされるのです。

「悪」を避けると言うと強い響きがありますが、仏教では、人生に苦しみをもたらす「悪」イコール「煩悩」と捉えているので、貪・瞋・痴の煩悩をなくしていく仕事が清浄道であり、それがそのまま反応系の心のプログラム書き替えにもなっているのです。

①君子危うきに近寄らず

まず最初に、「悪を避けなさい」と、煩悩の心が起きてしまう前に回避することが強調されます。怒りも欲も自惚れも、心の中に完成してしまってから打ち消すのは大変なのです。激怒の状態になれば、サティを入れても焼け石に水でしょう。まだ怒りが完成していない嫌悪や、その前の不快感の段階で回避することを心がければ、「悪を避ける」ことは比較的簡単です。

怠けたい、思いっきり食べたい、お買い物しなきゃいられないなどの欲望も、頭にチラッと浮かんだ瞬間、あるいは対象が眼に入った瞬間にサラリと回避してしまえば、何ごともなく平常心を保つことができるものです。しげしげと眺めたり、匂いを嗅いだり、さわってみたり、一口だけと味見をしたりしていると、たまらなくなり、どうしようもなく欲望に巻き込まれてしまうでしょう。貪・瞋・痴を司る脳は、理性のコントロールを司る前頭葉よりもはるかに強力で、絶えず刺戟を受け容れて昂奮したがっています。

ミャンマーの瞑想指導者ウ・パンディタ・サヤドウの机に「見ざる・聞かざる・言わざる」の三猿の置物があったので、訊ねると、「何年か前に日本人が置いていったものです。テーラワーダ仏教の教義に則していて、とても良い」と仰っていました。何ごとも取り込む情報が増えれば増えるほど、頭の中はそのことにまつわる妄想で充満していきます。回避すべき悪いものは見ない、聞かない、近づかない、情報を取り込まないという方針を立てることが大事です。自然に任せれば、私たちの心は必ず煩悩系の悪いものに惹かれていきます。回避する意志を、自覚して持たなければなりません。

回避すべき内容は多々ありますが、何よりもまず「悪友を避ける」ことです。嘘をつく人、狡猾な人、心が邪まな人、悪いことを平気でするような人たちとつき合っていれば、必ずその影響を受けて、いつの間にか煩悩の世界に引き込まれていきます。自分は大丈夫と思っていても、朱に交われば誰でも赤くなるのです。

「どのような友をつくろうとも、どのような人につき合おうとも、やがて人はその友のような人になる。人とともにつき合うというのは、そのようなことなのである」(『ウダーナヴァルガ』〈中村元訳『ブッダの真理のことば・感興のことば』岩波文庫、二三八ページ〉)とブッダも言明されています。

後天的な学習によって膨大なものを身につけていく人類の脳には、見たものを自動的にまねるシステムが備わっており、「ミラー・ニューロン」と呼ばれています。例えば、目の前の人がアイスクリームを食べているのを眺めれば、こちらの脳の中でも、自分自身が手を伸ばしてアイスクリームをつかんで食べる時に活動する神経細胞群が働くのです。見たものを自動的にまね始めるメカニズムと言えるでしょう。

他人の行為を理解するのも、自分自身が行為するのも、同じ脳細胞が仕事をしているという驚くべき事実があるからには、取り込まれる情報は、見るものも聞くものもすべて

「まねられ」、やがて自分もそのように行為していく可能性があるということです。悪をまねるか、善をまねるか、その取捨選択は決定的です。

したがって、清浄道を歩む人は悪友を避け、欲望の渦巻いているようなところや悪人のたむろしている怖ろしいところには行かないことです。悪い情報は最初から見ないし、聞かないし、取り込まないように心がけないと、ミイラ取りがミイラになってしまうでしょう。心の汚れた人を救ってあげるのは、まず自分の心がきれいになって、後もどりすることのない境地に達してからやるべき仕事です。人の心は、取り込まれる情報によって善くも悪くも必ず影響されてしまうことを肝に銘じておけば、反応系の心をこちらの望み通りに設計していくことができるでしょう。

②体調の管理

煩悩を回避するためにも、良い瞑想をするためにも、食事に細心の注意を払うことが効果的です。人の心は、体調によって驚くほど影響を受けています。自然な流れで善心所モードになるのも、瞑想に不可欠な意識の透明感も、体調によって大きく左右され、体調は食事、食事はその素材と分量で決まります。やる気が出ない。イライラする。心がザワついて落ち着かない。瞑想中に眠くなる……。いずれも、質の悪い食事や過食による体調不良から来る場合が珍しくありません。

良い瞑想のためには、腹六分目、サマーディを起こすのには、腹五分目。いずれも栄養バランスが良く、全体量を控えながらも多品目で多彩な食材の食事がよい、と私は考えています。

悪い心が起きやすい体調や、清々しい浄らかな心が起ち上がりやすい体調が存在するのは確かなことです。体調の管理、とりわけ食事のコントロールは、煩悩を回避する強力な技術になりうることを心得ておくと、無駄な努力をしなくてすむでしょう。

不善心を回避するためにも、積極的に良い瞑想をするためにも、基本的な心得として小食を推奨します。レベルの高い瞑想内容を出現させる上で、これが最も効果的なインストラクションではないかというのが、長年の実感です。一貫して飢餓と戦ってきた人類は、「もうよい」と言えずに必ず食べすぎるものです。力仕事をする時と、瞑想をする時では、当然消費エネルギーが異なるので、臨機応変に按配しなければなりませんが、食事→体調→心の状態→瞑想内容……という流れを絶えず意識しておいてください。食事のコントロールから瞑想は始まっているのです。

③コントロール能力

体系化された回避の技術としては、戒を守ることが強い力を発揮します。原始仏教では、在家の者であっても、五戒を必ず守ることになっています。ブッダの直接の言葉である最古の経典の一つ『スッタニパータ』の中でも、そのように言明されています。

序章でも触れましたが、五戒とは次の五つです。①不殺生。②自分に与えられていないものを取らない。③間違った性関係を持たない。④嘘をつかない。⑤酒や麻薬など理性を麻痺させるものを摂らない。

戒の厳密さや倫理性の厳しさは、原始仏教の著しい特徴です。ブッダの方法である「戒→定→慧→解脱」のシステムでは、「戒」の重要さは、「定（悪い思考に向かって散乱する心を正しく統一する）」や「慧（サティの洞察の智慧）」とまったく同列にあります。「戒」の仕事は、心の中だけに留めることができずに、言葉や行動のレベルにまで溢れ出てしまう煩悩エネルギーを抑止することです。煩悩に真っ向から対立する言動の指針であり、守るべき規範なのです。

厳しいけれども、もし、貪・瞋・痴の煩悩エネルギーが抑止されることなく全開状態になれば、力と力、生存欲と生存欲とが激突し合う凄まじい世界が展開することになります。そこでは、自分が生き延び、自分の子を育てるためには、小さくて柔らかな他の子どもを情け容赦なく餌食にしていくという、怖るべき弱肉強食の原理が貫かれているのです。誰もが幸せになろうとして、自己保存の本能をムキ出しに食うか食われるかの凄まじい闘争に明け暮れ、他者に苦しみを与えながら生きていかなければならない。この事実だけでも、存在の世界、生命の世界が一切皆苦の構造になっていることが知られます。

進化の頂点にいる人類には、魚類の脳→両生類の脳→爬虫類の脳→哺乳類の脳→霊長類の脳……と進化に従って発達した脳が上乗せされながら巨大化していったので、魚類や爬虫類と同じ本能の脳が搭載されているのです。脳幹脊髄系と視床下部など間脳がこれに相当し、生命の基本となる食欲、性欲、睡眠欲、生存欲などの本能を司っています。

記憶の脳が発達し、個体識別がなされて他者とのコミュニケーション能力が飛躍すると、哺乳類の脳に喜怒哀楽の感情を司る大脳辺縁系が搭載され、オオカミなどのように見事な連携プレーで狩りをする群れ社会も出現してきました。この段階でも、順位づけや狩りに不可欠な厳しい掟がルールとして設定されましたが、霊長類から人類の脳になると、前頭連合野が爬虫類型の本能を厳しくコントロールする体制が確立しました。

私たち人間の心の奥には、鮫の残酷さも、食物を貪るワニのような心も、メスを囲い込みハーレムを作るために激しく闘うミナミゾウアザラシの心も、チーターが捕えた獲物を横取りするハイエナのような心も、何でもありなのです。そのような命令を発する共通の脳が備わっているのだから、同じ心が生じる瞬間があるのです。

しかし肝心なのは、このようなムキ出しの本能をコントロールする理性の脳こそが、人間を人間たらしめている所以なのだということです。盗むな、不倫をするな、嘘をつくな、と戒を掲げる仏教は、自然の摂理に背く反自然・反生命の教えだと批判する考えもありますが、実は、「本能」イコール「貪・瞋・痴の煩悩」を抑止する「戒」の存在こそ、進化の流れの中で人間に与えられた本来の姿なのです。戒を無視して煩悩丸出しの生き方をするのは、人間の真価を捨て、爬虫類と同じ路線で生きる恥ずかしい姿なのだと認識すべきでしょう。

戒を受け容れるメリットは、例えば、判断に迷いがなくなることです。生きていく上での明快な指針が与えられるからです。情報処理が完了した瞬間、いかに反応するか、どのカードを切ろうかと迷うのは、判断基軸や信条を持たないからです。仏教を実践する者として、欺くことも盗むこともありえないのだから、対象が認知され情況が把握できた瞬間に即断即決ができる態勢となり、煩悩をコントロールする能力が堅固なものとなるのです。

戒を受け容れ、明確な判断基軸が得られれば、悪を回避し、迷いも後悔もない爽やかな人生になっていくでしょう。

④段階的サティ

悪を回避する技術の横綱は、言うまでもなく、サティです。善い心も悪い心も、心というものはすべて、六門の認知プロセスを介して出現してきます。対象→六門→識→「受」までは、善悪の分別は関係ありません。「想」が働いて対象が認知され、「尋」の注意がどこに注ぎ込まれるかによって、次の「反応」が起ち上がってくる……という構造です。この順番をわきまえておけば、回避の仕事が明確になされるでしょう。

例えば、「見た」「聞いた」「感じた」……と、理想的なタイミングでサティが連続すれば、思考は止まった状態になります。思考が止まるとは、言葉やイメージがまったく浮かばなくなるという意味ではありません。言葉やイメージが一瞬浮かんでも、次のイメージや言葉と接続しないということです。二念、三念と続いて思考の団子状態にならなければよいのです。

「膨らみ」→「イメージ」→「縮み」→「膨らみ」→「縮み」→「思考」→「膨らみ」→「縮み」……と、このように思考やイメージが単発の想起で終わりになってしまえば、思考モードとは言いません。こうした状態がキープされれば、思考も妄想も回避されているのです。当然、情緒的反応も煩悩も回避されており、悪から心が守られています。

しかし、サティの完璧な連続状態は、そう簡単なことではありません。相当の上級者でも、妄想に悩まされているものです。初心者であれば、妄想に巻き込まれ、サティが入らない時間のほうが長いのが普通です。そして、考えごとや妄想に耽っていれば、その内容によって、たちまち欲の心や怒りの心が膨らんできます。欲望や怒りの初期状態は非常に微妙なので、気づきづらいのですが、放置された思考は必ずエスカレートし、「欲愛」「怒り」「後悔&散乱」「惛沈睡眠」「疑惑」の五種類の煩悩に発展し、瞑想修行を妨げます。これを「五蓋《ごがい》」と言います。

思考モードに陥ることは避けられないので、あまり気にしなくてかまいません。しかし、早期に気づいて「考えた」「思考」「雑念」「妄想」……とサティを入れ、思考の段階で見送ってしまいなさい、そうすれば、欲望や嫌悪など煩悩の発生が回避されるでしょう、ということです。

欲望や嫌悪の状態にまで行ってしまったら、どうすればよいのでしょうか。そうなっても、なんとかサティの心を復活させて、「欲望」「愛欲」「物欲」「名誉欲」「知識欲」……と気づいて、それ以上発展しないように阻止するのです。この段階でサティが入れば、さらなる渇愛や執着に発展するのは回避され、未来に受けるドゥッカ（苦）の分量が少なくなります。

どの段階でも、サティが入れば、次の段階へエスカレートするのは阻止され、回避されるのです。整理しておきましょう。

①「見た」「聞いた」「感じた」……とサティが入れば、思考が回避される。

②「考えた」「思考」「雑念」「妄想」……とサティが入れば、欲望や嫌悪などの発生が回避される。

③「欲望」「愛欲」「物欲」「名誉欲」「知識欲」……とサティが入れば、貪りや固執へエスカレートするのが回避される。同様に、「嫌悪」「イライラ」「悲しみ」「妬み」「物惜しみ」……とサティが入れば、強烈な怒り系の煩悩に発展するのが回避される。

④「貪欲」「固執」「憤り」「激怒」……とサティが入って中断できれば、未来に受けるドゥッカ（苦）の分量が減少され、大きな苦が回避される。

ここまでくれば、次の段階を回避するというよりも、今の状態を克服するサティの印象が強くなりますが、ここで強調したいのは、次の段階へエスカレートするのを回避できるという点です。

悪を中止するのに、遅すぎるということはないのです。どの段階であれ、サティが入れば後続が絶たれ、次にエスカレートすることは回避されます。

回避は、悪しき状態を未然に防ぎ、煩悩を発生させない技術です。そのように、意図的に防護しないかぎり、心は必ず汚れていきます。心のドミノを、煩悩系の流れに倒していく脳が強力に働いているのですから、当然です。

発生してしまった煩悩を手放す仕事は、「回避」ではなく、「克服」という技術に分類されます。次に見ていきましょう。

（3） 悪を克服する技術

発生してしまった煩悩を放置すれば、その不善心所のエネルギーが出力される強さと時間に比例して、確実にカルマが悪くなっていきます。カルマを作る核になっているのは、「チェータナー（cetanā）」と呼ばれる「意志」のエネルギーなのです。これを「意業」と言います。心の中で思っているだけでも、意志がともなっていれば、意志的行為としてカルマが形成されていくと仏教では考えられています。

たんなる身体的行為がカルマを作るのではなく、殴る瞬間の心のエネルギー、暴力というアクションにまで及ぶほど強くなった怒りや破壊的な衝動など、対象を嫌う「チェータナー（意志）」のエネルギーがカルマを作っているのです。身体的行為がともなっているので「身業」と言います。

行為の実行にまでは及ばなくても、「どついたろか！」「ぶっ飛ばすぞ！」などと言語的行為として発話されれば、その言葉が相手に深刻な影響を及ぼすのが普通です。腹の中で思っているだけの「意業」よりも強いが、「身業」ほどではない「語業（口業《くごう》）」と呼ばれる状態です。

身口意《しんくい》の三業の根本は、「意志（チェータナー）」のエネルギーです。身体的行為に打って出なくても、ハラワタが煮えくり返った状態の心のエネルギーは強烈なカルマを形成していきます。怒りだけではなく、欲望や愛執のエネルギーもまったく同じです。

なぜ、心を浄らかにしなければならないのか、その答えの一つは、心の中で不善心のエネルギーを発すること自体がカルマを悪くし、未来に苦受の現象を経験させられる原因になるからです。誰とも争わずおとなしく生きている人でも、想念の内容が悪どいものであれば、悪いカルマが作られていきます。煩悩を回避しきれず、発生させてしまったなら、直ちに克服の仕事に取りかかりましょう。

⑤五戒を守る

煩悩の除去・克服法の一番目は、先ほどの回避とダブりますが、五戒を守ることです。本気で戒を受け容れ、必ず戒を守ると決意をすれば、新たな反応系プログラムとしてセットされます。反応系の心には膨大なパターンが仕込まれていて、各人の価値観や人生観、生きざまや信条など諸々の要因によって起動させる順番が決められています。

どのような情報が入力されても、必ず一番で起ち上がる反応パターンが、金儲けだったり、我が身の安全や保身だった人でも、真剣に戒を受け容れる決意をすれば、順番が変わって、五戒を守ろうとする意志がまっ先に反応するようにもなれるのです。

例えば、「盗まない」の戒は、他人のものを奪わないだけではなく、落ちているものであっても、自分に与えられていないものは取らないということです。物だけではなく、相手の労力も奪わないし、遅刻をして時間を奪うこともしないようにすることです。誰でも自分にとって価値のあるものを奪われる時、苦を感じるのです。自分が嫌なことは、他人に対してもしてはならないという原則です。プライバシーや名誉、思い出や将来の夢などを、嘲笑って壊したり奪い取ったりすることもやらないほうがよいでしょう。相手が大切にしているものはどんなものも、壊さないし、奪わないという基本精神をしっかり守っていくことです。この戒が本気で受け容れられているかぎり、人が見ていてもいなくても、決して強奪したり、盗んだりすることは阻止されるだろうし、巧妙な賄賂の話にフラフラと乗せられて失墜するようなこともないでしょう。必ず戒を守ると深層の意識にまで組み込めば、いざという時にも必ずそれは起動します。たとえ強烈な欲望にまでエスカレートした煩悩であっても、戒の力で克服することが可能だということです。

激高して、頭が真っ白になり、気づいてみたら殴り倒してしまっていた、などと言う人がいますが、まったく無自覚であっても、六門の情報処理を行ない、しかるべき反応行動を実行させる命令意識が発動して、あらゆる行為がなされているのです。もし、無意識に殴っていたとしたなら、その人の心には時と場合によっては暴力も致し方ないと是認する心があったからです。絶対に暴力をふるわない、と固く心に誓っていれば、無意識の行動にまで反映して現れてくるものです。

戒の抑止力というものは、非常に強力です。具体的な行動命令に直接関わっているからです。五戒を守っていれば、自分は人間として正しい道を歩んでいるという自信が出てくるのも重要なことです。盗むのも、嘘も不倫も、酔っ払って嘔吐したり口論をしたり自慢話をして顰蹙《ひんしゅく》を買ったりするのも、破戒の行為はいずれも後悔や自責の念をともなうものばかりです。これでは、天地神明に愧《は》じるところがない、と堂々と胸を張って生きていく爽やかさなどは望むべくもありません。しかるに、私は戒を守っている、悪をしていない、という誇りは、何のやましさもない堂々たる自信をもたらしてくれるのです。

⑥対抗思念

克服の技術の二番目は、対抗思念です。貪・瞋・痴の煩悩と正反対の心所（メンタル・ファクター）で心を満たし、打ち克っていこうということです。例えば、愛欲など貪りの煩悩が暴れるのを鎮めるために、仏教には「不浄観」や「不浄随念」というサマタ瞑想があります。腐乱していく死体のイメージや骸骨の全身像などに意識を集中させれば、快楽妄想には水が差されるだろうという考え方です。

怠け心に打ち克つためには、生の不確かさと死の確実性を意識する「死随念」という対抗思念の修行があります。老少不定なのだから、自分が長生きできる保証などないのに、何の根拠もなく私たちは何となくダラダラ長生きできる気になり、くだらないことに打ち興じて怠けてばかりいます。あと三ヶ月の命と判明すれば、怠け心は吹き飛ぶでしょう。タイの僧院でも、瞑想中の執拗な眠気を訴えた瞑想者に、死を想いなさい、とセオリー通りのインストラクションがなされていました。

また、怒り系の煩悩に苦しんでいるのなら、反対の慈悲に集中し、心を慈悲の色で塗りつぶすことによって、怒りを除去するのです。対象と六門と識が接触した瞬間に心が生まれるのですから、一瞬一瞬の心の対象は常に一つです。慈悲の想念が生起している瞬間に、怒りが同時に存在することはありえないのです。

私がまだ慈悲の瞑想を知らないはるか昔、それまでの生き方を一変させて求道的な生活に入ったばかりの頃でしたが、怒りの煩悩を乗り超えようとがんばったことがありました。自分が正しいと思うと譲らないで、よく人と議論をしたり口論をしていたので、これではいけないと自己変革を決意したのです。四六時中、仕事中以外のほぼすべての時間、念仏を唱えるように「絶対に争わない。絶対に。誰とも。争わない」と強力に内語を繰り返し、自分で自分にマインド・コントロールをかけ続けたのです。一、二ヶ月ぐらいだったでしょうか。朝から晩まで膨大なエネルギーを使って、ただひたすら「怒らず&争わず」を唱え続けたのです。

これは、怒りの否定であり争いの否定にすぎないので、対抗思念とは言えませんが、予想以上の効果をもたらし、争うことが激減していきました。のみならず、人に負けることができるようになり、謝るということができるようになっていったのです。

怒りっぽい好戦的な傾向という反応も、我を張って譲らないという反応も、無知ゆえに何度も繰り返して自分の反応パターンに組み込んできただけのことです。神経細胞のネットワークの問題です。その愚かさを悟り、新規プログラムを上書きしていけば、心は変わるのだという自信を持つことができた体験でした。

思念に限定する必要はなく、例えば、物惜しみの心を克服するためには、実際に与える行為が有効です。布施をする、被災地に義捐金を送る、という反対の行為がともなったほうが、「意業」よりも強力な「身業」として心も現象も変えていくでしょう。

高慢を克服するには、進んで下座につき、謙虚になることです。作務としては、床の間や神棚ではなく、トイレ掃除が定番メニューです。やはり「怒らず&争わず」時代のことでしたが、高慢をなくしたいという明確な意図のもとに、集会などでは必ず末席に座ることを心がけ、作務などの時間には便所掃除や下足番のような仕事を選んで、「これが私にふさわしいのだぞ」と言い聞かせながら作業をしていたのを覚えています。

対抗思念は素晴らしい効果をもたらしますが、汚染の度合いが重症になると、上書き効果の限界にぶつかるかもしれません。人の心はパソコンと違って、上書きをしても旧い情報が消えずに残っていることもあるのです。

⑦因果の理解

除去・克服の三番目は、因果の道理を正しく理解することです。心が変わるためには、あるいは今までの反応パターンを廃棄処分にするためには、その意味を心底から納得し理解していないと難しいのです。長年そのパターンで生きてきたのですから、意志決定の瞬間になると結局、力の強い旧バージョンの反応が起ち上がってしまうのです。

「なぜ、分かっちゃいるけど、やめられないのでしょうか？」と訊かれることがあります。

「本当は、よく解っていないからです」と大抵答えています。

誰でも、あまり貪ったり、怒ったりするのは良くないと知ってはいますが、本当に貪・瞋・痴の煩悩が恐ろしいものなのだと徹底的に理解しなければ、本気で無くしていこう、克服しようという気になれないのです。これはヴィパッサナー瞑想の根幹に関わることです。

例えば、「怒り」の心からは、対象を嫌って打ち消すエネルギーが出力されるので、どうしても破壊的な現象に結びついてしまうのです。この世の事柄は、基本的に同じ波動のものが響き合い同調する傾向があります。類は友を呼ぶ、と古来から経験則で言われてきました。

考えてみてください。人に優しくされたり、好かれたり、心身が充実していたり、争いがなく仲が良かったりするのは、どういう傾向の人たちでしょうか。いつも優しい波動を出している人や、小さな生き物に至るまで慈しむ瞑想をしている人たちでしょうか。それとも、しょっちゅう怒りを爆発させて、やっつけろ、叩きつぶせ、傷つけてやりたい……という破壊的傾向のエネルギーを発している人たちでしょうか。

裏切れば裏切られ、欺く者は欺かれ、奪う者は奪われ、慈しむ者は慈しまれ、与える者は与えられる、というカルマの基本法則が受け容れられなければ、心の清浄道など意味がなくなります。なぜ心を浄らかにしなければならないのでしょう。もし今、自分の心が発するエネルギーが、未来に経験するであろう事象と何の関係もないのであれば、何のために貪・瞋・痴の煩悩を抑止するのでしょうか。欲望のままに、怒りのままに、自分の好きなように、やりたい放題のエネルギーを出力したければ、そうするのも自由です。そうしても、しなくても、何の関係もなく、ただ偶然にある人は優しくされ、助けられるが、別の人は嫌悪され、欺かれ、裏切られる、という原理なき世界であるならば……。

自分の今の心と、未来に経験する事象との因果的な結びつきが理解されるからこそ、不善心にサティを入れ、気づき、回避し、克服しようとする努力が強力になるのです。

もし、何かと怪我が多く、争いに巻き込まれたり、人に怒鳴られたり、やたらと物が壊れたりするようなことが多いのであれば、最近、自分の心から怒り系のエネルギーが出ていなかったかを振り返ってみてください。

もし、何かと失うことが多いのであれば、例えば財布を落としたり、同じものを二重に買ってしまったり、二軒目のスーパーに入ったら、たった今買ったものが超激安の目玉商品で売られていたり、損失や欠乏などに関係する出来事が多いと感じるなら、最近、過剰に取りすぎている傾向がないか、奪ってはいないか、を検討してみてください。

原因のエネルギーが結果としての現象を作り出していることが理解されれば、煩悩を克服する意志が反応系の心の上位に位置してきます。決意が真剣になります。

「怒らず&争わず」を唱え続けた結果、人と争うことが激減しましたが、ムッとする瞬間や軽症の怒りまでなくすことは困難でした。そこで試みたのが、この「因果の理解」のやり方でした。例えば、家族に対してつい怒気を含んだ言い方になってきた時など、〈怒ってもよいが、怒りを発した結果を刈り取ることになるんだぞ〉と自分に言い聞かせるクセをつけたのです。これは強力な抑止力を発揮しました。怒りの結果を想定する頭になった瞬間、怒りは立ち消え状態になっていくのです。怒りの克服です。

「未来への因果関係」を意識することは、現れた怒りを消してしまうのに、抜群の効果があります。いかに早く「怒りの結果」に意識が向けられるかが問題ですが、これはやはり因果の理解を深めていくしかないでしょう。認識が深まるにつれ、確実に起ち上がりが早くなり、克服の仕事が容易になります。

さらにもう一歩、今度は「過去の因果の理解」に踏み込むと、煩悩自体が現れなくなります。そもそもなぜ怒りや欲を克服する仕事をする破目になったかというと、怒りたくなる情況があったからです。不快な苦受の現象が生起して、思わず頭に来て怒りの煩悩が出現した。だから諸々の手段を講じて乗り超えようとしているわけです。例えば、理不尽な怒鳴られ方をしてカチンと来たとか、あまりの暑さや寒さあるいは空腹に怒りモードになってしまったとか、怒りの出る原因があります。

「過去の因果の理解」とは、そのような情況に置かれてしまったことは自己責任だと受け容れることです。自分も過去のどこかで理不尽な怒りをぶつけてきたから、そのような目に遭うのだと。

そこまで言われると、冗談ではない、と反論が出るかもしれませんが、まあ、この現象の世界では一切の事象が原因エネルギーによって生起しているのですから、何らかの原因があるのです。嫌悪や怒りの煩悩を出さないですむのであれば、このような発想もまた良し、ではないでしょうか。

ともあれ、自分の蒔いた種を未来に自分が刈り取る、という単純な仕組みが人生です。このプロセスが運命と呼ばれているのです。対象→六門→識→苦楽の受は、流れ落ちる滝のように、朝から晩まで止めどなく生起し続けています。そして、対象を認知した瞬間、いかに反応するか、どのような意志的行為（チェータナー）で新しいカルマを作るかによって私たちの未来が決定されていく、ということです。これは、悲しい宿命論ではなく、過去はともあれ、これからは良い未来を作ることができるという希望のある世界なのです。

諸悪莫作、衆善奉行、悪を避け、善をなせ、というのが仏教の答えです。

⑧懺悔の瞑想

私たちは、誰一人として間違いを犯さないできた人はおりません。なぜあんなことをしてしまったのかと後悔したり、自分を責め続けずにはいられなかったり、スネに傷のない人はいないのです。しかし後悔は、仏教では不善心所であり、悪なのです。回避し、克服しなければなりません。最も効果的な方法として、懺悔の瞑想が推奨されます。

どれほどの悪をしたのであっても、過ぎ去ってしまったことを思い出してもう一度、嫌悪や後悔など怒り系の不善心所で蒸し返すのは愚かです。怒りの再生産は止めるべきです。それには、過去の事実をありのままに認めて謝り、懺悔し、二度と同じあやまちを繰り返さないと誓うことです。非を認めなければ必ず抑圧されて、潜在意識に封印され、事態はさらに複雑にこじれていくでしょう。

自分に対する言い訳を止めて、いさぎよく非を認めることができるだけでも解放が始まります。心の中で深々と謝って、懺悔の言葉を納得のいくまで繰り返して、未来に眼を向け、過去から完全に解き放たれていかなければなりません。懺悔をすれば、赦されていくのです。どうしても気になるなら、自分の行為に対応した償いを、未来の誰かに向かって行なえばよいのです。どんなものも、新しい善いカルマによって上書きされていくでしょう。

懺悔の瞑想は、次のような言葉で試してみてはいかがでしょう。

「私は、過去に○○○（苦しめてしまった、傷つけてしまった、等々）の不善業を犯してしまいました。ブッダのダンマを知らず、無知ゆえの愚かなことでした。もう二度と同じあやまちを繰り返しませんので、どうぞ赦してください。これからは、ブッダのダンマを拠りどころに、五戒を一つ一つ守って、きれいに正しく生きていきますので、赦してください。申し訳ありませんでした。」

ポイントは、過去の非を認めること。心から謝って懺悔すること。因果の理法も何も知らない無知ゆえの愚行として反省すること。過去は過ぎ去ったものとして、必ず未来に眼を転じていくこと。これからも悪いことをするが赦して欲しいでは懺悔にならないので、必ず善を行なうことを誓うこと。具体的には、嘘をつかないとか盗まないという戒を正しく守ることが善を行なう基本なので、必ず五戒を守ることを誓うこと。善い行ないをして、善いカルマを作っていけば償っていけると希望的な明るい心を保つこと、等々です。

相手に直接詫びることはできない場合が多いので、心の中の儀式として行なえばよいでしょう。真剣な懺悔モードに入るためには、仏像や何か聖なるものに向かって行なったほうがよいかもしれません。しかし心がどこまで真剣であるかが一番大事なので、儀礼的なこだわりはあまり気にしなくてよいでしょう。

⑨美しいサティ

克服の技術の五番目は、「サティ」という最も優雅な方法です。

これまで述べてきたのは、戒の抑止力や対抗思念、因果論などの力業で煩悩に打ち克つやり方でしたが、サティの場合には、認知するだけで、格闘しないところが最大のポイントです。戦うのではなく、「怒りがあるのだ」「貪りがあるのだ」「嫉妬があるのだ」と、ただありのままの状態を認めるだけで、打ち消すことも、目を背けることもしないのです。あるものはある、ないものはないと、ただ認めるだけに止めておくところがポイントです。

普通の感覚では、貪・瞋・痴が良いことだと思っている人は誰もいないでしょう。ましてヴィパッサナーの世界では、煩悩を滅尽させていくことが目的であり、心をきれいにしていくのが大前提なのです。浄らかな心を目指すのは当然のことなのですが、目指せば目指すほど、煩悩があることに気づくや、反射的に「いけない」「だめだ」と否定的な反応をしてしまいがちなのです。

ここで「あるがままに」の基本精神が崩れ、貪・瞋・痴を消さなければ、克服しなければば、と熱く反応し始めています。しかし、能動的にエネルギーを動かそうとすると、逆にその事象をつかんでしまい、勝手に消えていくべきものも消えなくなります。消さなければ、一刻も早く見送らなければ……と執われて、ネガティブにつかんでいる状態になってしまうがゆえに消えないのです。

そうなると、不善心所が消えない状態を悠々と達観する心境ではありませんから、ネガティブな反応が起きるでしょう。貪・瞋・痴の煩悩の毒矢に射られたのは仕方がないとして、自分の不善心を「だめだ」「嫌だ」と嫌って、煩悩を嫌悪するという第二の毒矢に射られてしまいます。のみならず、煩悩を嫌った自分を自己嫌悪して第三の毒矢に射られ、さらに自己嫌悪した自分が嫌だと、悪いドミノが倒れ続けてしまう場合もあります。

そうではなく、ただ、「怒りがあった」「嫉妬があった」「高慢があった」とサティを入れればよいのです。諸々の因縁によって、怒りや嫉妬や高慢という不善心所の状態が生起したのだ。その事実をありのままに確認しておこう。別の条件が揃えば、慈悲の心や怒りのない心や貪りのない心が生じるだろう。このように、心というものは因縁によって生起し、因縁によって滅していく、ただの「状態」なのだと、ウペッカー（捨）の心でサティを入れることができれば、貪・瞋・痴の第一の毒矢は速やかに、消えるべくして消えていくでしょう。

これがサティという技術による、最も美しい、優雅な煩悩の克服の仕方なのです。

つかまないこと、熱くならないこと、執着しないことです。淡々と、生起してくる一切の事象をありのままに、無差別に、平等に、観じきっていくだけだと腹をくくると、最悪の事象も最速で消えていくものです。この世の一切の事象は、無常の法則に貫かれているからです。

このヴィパッサナー瞑想という基本精神で、自分の人生全体を生きていくことができれば、たとえ次々とドゥッカ（苦）の現象に見舞われることがあろうとも、最速の乗り超え方で苦境を脱することができるでしょう。そのように、ドゥッカ（苦）から解放されることを願って、提示されたのがヴィパッサナー瞑想なのです。

⑩善いものに触れる

克服の六番目は、善いものに触れることです。心というものは、不善心所に巻き込まれていくと、なかなか自分ではコントロールできなくなってしまいます。刺戟の強い悪いものを見たがり、聞きたがり、善いことは鬱陶しくなって避けたくなってくるし、戒を守っている人などには近づきたくなくなって、悪女や不良っぽいところのある人に惹かれていくのが通例です。

心がきれいで理性的な正しい判断能力が働く時に、堕ち始めると止まらない怖ろしさを肝に銘じておくとよいでしょう。防災グッズの準備と同じで、イザとなってからでは遅いのです。心が健全に働いてくれる時に、最悪の事態に備えた克服の方法を叩き込んでおけば、なんとか脱出できる可能性があります。

それが、善いものに触れることです。心をきれいにしてくれる力のある法友に会う、瞑想会など、そうした目的の場所に行く、ダンマ系の本やCDなどを読んだり、聞いたりして、心を転換させてくれる情報に接する、等々の対策を講じておくとよいでしょう。最も強力なのは、法友です。自分よりも優れた、半ば師であるような友、常にこちらのためになり、成長することを心から考えてくれる友、高貴な友、師友、ダンマフレンドです。心のきれいな徳のある人にまみえることは、強力にこちらの心が聖なる方向に引き上げられます。

「自分と同じか、自分よりも勝れた友に親しみ近づくべきである。しかしそのような法友が得られなければ、犀の角のように独り歩め」というのがブッダの教えです。心を浄らかに保つためには、悪い者と群れるくらいなら孤独を選べ、という厳しいアドバイスです。そうした真の法友に出会えるように、心から強く祈るとよいでしょう。不思議に、そうなっていきます。

自分で自分の心がコントロールできなくなったなら、外の力を使うほかないのです。法友であり、場所であり、情報です。自分を律しきれなくなることは、誰にでも必ず起きうることなので、最悪の事態に陥った時の不善心所の克服法を普段から研究しておきましょう。

⑪あらゆるクーサラ（善行）を行なう――衆善奉行

煩悩を未然に回避し、また現れてしまった煩悩を克服する技術として、最も強力なものは、積極的に善行（クーサラ）を行なうことです。ヴィパッサナーの修行を進める上でも、苦のない幸せな状態でこの現象世界を生きるためにも、徳を積み、善行を行なうことに勝るものはありません。これまで述べてきたどの方法も、最後はその人に徳があるかないかで大きく左右されてくるのです。徳を積むこと、波羅蜜と呼ばれる善業エネルギーの集積を熟成させていくこと、「諸々の善、なすべし」の衆善奉行こそが、すべてを支える土台であり、最後の土壇場で私たちを救ってくれる拠りどころになるのです。

物質のレベルで価値あるもの、人を幸せに導くものを与えることを「財施」、身体的労力を使って人を助けてあげることを「身施」、物よりも協力よりも、正しい道を歩んでいける人生の指針となるダンマ系の情報を提供することを「法施」と言います。

人に無償で価値あるものを与える瞬間、諸々の執着が捨てられ、物惜しみの煩悩が捨てられ、自分の利益のみを求めるエゴ妄想が捨てられていくのです。エネルギーの移動があり、意志が働いているので、カルマが形成され、未来に刈り取る現象にも良い影響を及ぼします。

戒を守ることも善行です。ダンマに耳を傾ける「聞法」も善行に入ります。智慧を磨いて、正しい情報を正確に理解することは、悪を避けて善をなすための基本になるからです。善い行ないをすることで善いカルマが作られ、未来に善い結果を受け取ることができる。これが誰でも積極的に善行を行なう理由ではありますが、そのようなクーサラを行なう一瞬一瞬に、善をなした時の心の爽やかさ、軽快さ、柔軟さ、透明な輝きという最高の実りもすでに得ているのです。

⑫悟る

克服の技術の八番目は、「正断」と言い、解脱することです。原始仏教の解脱は、煩悩を完璧に克服して根絶やしにしていくものです。人間業とは思えませんが、ブッダをはじめ、多くの先人たちがその偉業を達成してきた歴史が仏教を今日まで支えてきたのです。遠い道のりですが、困難な仕事をやり遂げることが可能であることを証した聖者たちの系譜を手本に、ブッダのダンマを生涯にわたって実践し、輪廻転生しても再びその道を歩み、何度生まれ変わっても初志貫徹する志があれば、必ず達成できると信じて「克服」の究極を目指して歩み続けていきたいものです。

サティの技術や慈悲の瞑想や諸々の回避や克服の技術は、何ら変わることなく、解脱に到達するまで一貫して修練されるべきものです。基本が究極につながっていると心得ておきましょう。

*ブッダのシステム

今、自分に与えられている環境や情況がどのようなものであっても、その中で苦しみをなくし、幸せを実現していかなければならない、と仏教では考えています。気に食わない環境を、自分の好むように変えることができれば幸せになれるだろう、という発想では最終解決にならないからです。苦受が除かれ、楽受の環境が整っても、例えば、世界屈指の富豪となり、王侯貴族のように贅をつくした生活環境と幸福の条件が完璧に具現しても、そんな生活にもたちまち飽きて、より強い刺戟を求めて不満足性に苦しむのが人の心です。

無常とは、「同一状態を保つことの不可能性」とも定義されますが、楽受の状態もやがて飽きてしまい、楽しくなくなって、不満足というドゥッカ（苦）に転じてしまうのです。

幸せにはなれるが、その幸福も変滅してしまう。たとえ物理的環境や条件が壊れなくても、人の心のほうが変化してしまうので、時間が経てば幸福と感じられなくなるのです。

これまでに何度も確認してきたように、欲望や嫌悪が生起する心のシステムで生きているかぎり、ドゥッカ（苦）を根本からなくすことはできないということです。問題はすべて、情報が入力された後に展開する心のプログラムにあるからです。妄想を止め、ものごとをありのままに観ていく技法によって、心の清浄道を完成させていくことがドゥッカ（苦）から最終的に解放される道なのです。

二千五百年前に、ブッダによって検証され、提示されたヴィパッサナー瞑想をこれからも実践しながら、心が限りなく浄らかになっていくのを楽しみ、それに比例して苦が滅ぼされていくのを確認していきましょう。

あとがき

私は三十歳の時に悟りを求めて修行の道に入り、さまざまな行法を遍歴し、最後に原始仏教のヴィパッサナー瞑想に出会って信が定まりました。在家の身でありながら存分に修行に専念することができ、気づいてみれば、私から瞑想を引けば何も残らないような人生になっていました。

修行を志して以来、こと瞑想に関しては信じがたい幸運が連続し、日本でも海外でも実に多くの方々に助けられてきました。絶妙のタイミングで素晴らしい方が登場し、私に伝えるべきことが伝えられると、次の水先案内人にバトンタッチされていくような、不思議な展開に感謝せずにはいられませんでした。

水をかぶって経を読みたい、と思った時から、私の修行生活が始まりました。あと一ヶ月で三十歳になろうとする初夏でした。それまでのデカダンスな生活に嫌気が差して、心底から浄らかな生活をしたい、聖なる世界を求めたい、水の行をして心と体の垢穢《くえ》を一掃したい、と願ったのです。

物心ついた頃から、私は父親との間に確執があり、私がこの家を背負っていかなければならないと心得ていました。そして周囲の期待に応えるのを義務と感じ、ヘトヘトになりながら生徒会長や模範生を演じていたのです。しかし十代後半に張りつめていた糸が切れてしまい、他人を喜ばせるために生きるのは、もうゴメンだ、これからは、私は私のためだけに生きる、と決意しました。

デカダンスな耽美派や無頼派の芸術家を目指しましたが、今にして思えば、真面目なお坊ちゃんの自傷行為のようなものでした。心身を賭して、生きよ、堕ちよ、と望んだ結果、その通りの暗い人生になっていきましたが、この愚かな十年の間に私が学んだことは貴重なものでした。その最大のものは、いやと言うほどドゥッカ（苦）を体験したことでした。もうこの世界は結構だ、二度と絶対にもどりたくない、と心の底から思いました。原始仏教の悟りの公式がドゥッカ（苦）から始まることを、身をもって検証していたようにも思われます。

模範生↓デカダンス↓聖者志向……と振幅の大きい人生でしたが、三十歳で浄らかさを求めて修行の生活に入って以来、微塵のためらいもなく聖なる世界を目指して今日に至りました。人のためになりたい、私は自分のためだけに十年も生きたのだから、これからは残りの人生を人のため、世の中のために捧げつくして生きていきたい、そのために修行をしたい、浄らかになりたい、と痛切に思いました。

世の中から完全に隠遁し、ただ修行のみに打ち込む日々が送れたのは、私の才能を信じて支えてくれた家族のおかげでした。本当にこんな生活を続けていてよいのだろうか、と不安に駆られることもありました。学生時代の友人たちは、助教授になったり、本を書いたり、会社を興したり、各自の分野で立派な業績をあげているではないか……。私は社会から隔絶して、ただ水をかぶりながら独りで瞑想をしているだけなのです。しかし、もどろうにも、ドゥッカ（苦）を思い知らされていた私には、もどれる世間はどこにもないと感じていました。修行を始めた当初、私は強力な集中力で願望するイメージに没入し、次々とそれを具現させることをしていましたが、その願望実現の世界を卒業した後は、こちらからは何も願うことなく、与えられるものをことごとく受け取っていく「全託」の修行をしていました。すべて流れに従いきっていくだけでした。

ヨーガ・スートラや原始仏教の九次第定を拠りどころにした瞑想修行を中心に、禅、法華経、密教、心霊科学、内観、神道系などさまざまな行法を試みながら、断食を激しく繰り返してサマーディを深めていきました。水をかぶる行は一日も欠かさず十七年間、続けました。自らを律するためでした。一千個の太陽が大爆発を起こしたようなマバユイ光と融け合って、信じられない至福感に丸三日間浸りきっていたり、悟ったと思った体験も何回かありましたが、高次元の意識に入っている状態から日常の意識モードにもどると、一瞬ムッとしたり、微かに欲の心が動くのを感じさせられたりして、心に汚染が残っていることを突きつけられました。どうしたらそのギャップを埋めることができるのだろうか。心が引き締まっていても、だらだらにゆるんでいても、煩悩が微塵も現れない境地に到達しないかぎり、束縛から解放されてはいないのだと考えていたのです。

もう何を試みたらよいのか、万策尽き果てたと思っていた時に、『テーラガーター』など原始仏典の中で阿羅漢《あらかん》の聖者たちが高らかに解脱の宣言をしているのを発見し、心が震えました。折しも、スリランカから来日して間もなかったスマナサーラ長老に出会い、諸々の疑問や質問にマンツーマンで答えていただくことができたのは、本当にかけがえのないことでした。さらに不思議なことの連続で、何の伝手《つて》もなかった私の前に、タイの僧院でヴィパッサナー瞑想の修行に入れる道が開けてもきました。こと瞑想修行となると、常に渡りに舟のタイミングで奇跡のようなことが起こるのでした。

タイの僧院で、ヴィパッサナー瞑想が究極の道であることを改めて確認した翌年、タイを再訪して長期リトリートに入ろうとした矢先、父親の肝臓癌が判明し、余命は三ヶ月と宣告されました。私は渡航を中止して、父の介護をしようと思いました。私がこの世で最も憎んだ人との確執はすでに乗り超えられていましたが、せめてもの償いをしたいという気持ちでした。何も知らない父を入院させ、もう二度と帰宅することはないのだ、と思うと、涙が流れて止まりませんでした。それから亡くなるまでの一ヶ月余、毎晩、私が父の病室に泊まり、介護をしました。

多い時は一晩に七回紙オムツの交換をしたこともありました。眠りはブツブツに中断され、父の呼び声で眼をかき開く瞬間、サティを入れなければ耐えられないほど消耗していました。父の声で目覚めた瞬間、「音」→「(頭がボーッとしている)と思った」→「(体を)起こした」→「(ベッドに)腰かけた」→「(スリッパを)履いた」→「右」→「左」→「右」→「左」→「(父のオムツを)見た」→「臭った」→「(手を)伸ばした」……と、このようにサティを入れながら淡々とやるべき作業をしていきました。あれほど憎んできた父を、親友を看取るような心で介護することができ、私の人生の最大の難問も解くことができたように思いました。

医者の予告通りの時期にこの世を去った父の葬送が終わり、やるべきことはただ自分の修行だけの状態となって、私は満を持してタイに渡航し、さらにミャンマーへ赴き、スリランカで画期的な瞑想システムにめぐり合うことができました。それについても、いつか詳細に語りたいと思います。

タイの長期リトリートから帰国した翌日、朝日カルチャーセンターから電話があり、瞑想の講座を担当してもらえないでしょうか、という依頼がありました。なぜ無名の私に、と訝《いぶか》りましたが、流れに従って引き受けて以来、十余年になります。何が起きようとも、ただ善悪の判断基軸だけを堅持して、流れに従いきっていくだけでした。

瞑想に関しては、私のように恵まれた環境と条件の中で修行できる人はいないだろう、ということを忘れたことはありませんでした。一人前にならなかったら、バチが当たると言い聞かせてもいました。私の修行を支えてくれた諸々の方々を想い起こすと、何を、どのようにしようとも、お返しのしようがないほど、多くのものを受けてきたのだと感じ入るのみです。ヴィパッサナー瞑想を正しく伝えることで、万分の一でも報いたいと思っています。

最後に、本書の刊行にあたってご配慮いただいた春秋社の鈴木龍太郎編集部長、ならびに正確なご指摘と温かい励ましと緻密なフォローをしてくださった編集部の上田鉄也氏に心より感謝を申し上げます。また、デザイナーの酒井力さんのご尽力がなければ、本書が生まれることはなかったかもしれません。本書の企画に始まり、一切の渉外をはじめ、すべての工程において一貫してアドバイスと全面的なご協力をいただきました。本書が生まれる潜在的エネルギーとなっている講義録の編集やテープ起こしに携わってくれた【グリーンヒルWeb会】の方々、校正を手伝ってくださった方々、何よりも指導してくれた比丘や尼さん、私とともに瞑想された方々の修行レポート……、どれ一つ欠けても本書が成立することはなかったでしょう。心からお礼を申し上げます。

ヴィパッサナー瞑想に興味を抱かれた方は、【グリーンヒルWeb会】へお問い合わせください。

地橋　秀雄

二〇〇六年四月八日

●著者紹介

地橋秀雄〈ちはし・ひでお〉

1948年生まれ。早稲田大学文学部卒。1978年より解脱涅槃を求めて修行生活に入る。滝行、断食、ヨーガ、大乗仏教諸宗、心霊科学、工学禅、他力全託、内観、クリシュナムルティ等の修行遍歴の末、原始仏典に基づくブッダのヴィパッサナー瞑想が解脱を完成する道であると理解する。以来、タイ、ミャンマー、スリランカ等で修行を重ねる。1995年以来、朝日カルチャーセンター等で本格的な瞑想指導を始める。

現在、グリーンヒル瞑想研究所所長、朝日カルチャーセンター講師（『ブッダの瞑想とその理論』『ブッダのヴィパッサナー瞑想に会う』)、グリーンヒル Web 会瞑想インストラクター。

著書に『ブッダのヴィパッサナー瞑想法　基本マニュアル』『瞬間のことば』『ヴィパッサナー瞑想法　実践レポートと解説』（共著）『瞑想ネットサーフィン』（いずれもグリーンヒル Web 会出版）などがある。

●連絡先

グリーンヒル Web 会

〒 270-0102　千葉県流山市こうのす台 917-47

TEL. 04-7154-9861　FAX. 04-7154-9872

URL http://www.satisati.jp/　E-mail greenhill@satisati.jp

ブッダの瞑想法　ヴィパッサナー瞑想の理論と実践

2006年5月30日　第1刷発行
2008年3月10日　第8刷発行

著　　者　地橋　秀雄
発 行 者　神田　　明
発 行 所　株式会社 春秋社
〒101-0021 東京都千代田区外神田 2-18-6
電話　03-3255-9611（営業）　03-3255-9614（編集）
http://www.shunjusha.co.jp/　振替 00180-6-24861
装　　幀　大友　　洋
印 刷 所　港北出版印刷株式会社
製 本 所　黒柳製本株式会社

ISBN978-4-393-71057-9　　定価はカバー等に表示してあります

A・ワイスマン、J・スミス／井上ウィマラ訳

やさしいヴィパッサナー瞑想入門

長年ヴィパッサナー瞑想を指導してきた西洋人女性による仏教瞑想入門書。仏法僧への帰依、八正道、慈悲など、仏教の基本的な教えを現代的なスタイルでわかりやすく説く。

2415円

L・ローゼンバーグ／井上ウィマラ訳

呼吸による癒し 実践ヴィパッサナー瞑想

あなたが息をしている限り、苦しみからの解放は可能である。二五〇〇年前に仏陀が「安般守意経」で説いた、呼吸を自覚し、深い安らぎと洞察を獲得する瞑想法をわかりやすく紹介。

2730円

ウィリアム・ハート／太田陽太郎訳

ゴエンカ氏のヴィパッサナー瞑想入門 豊かな人生の技法

仏陀の瞑想を、数息観、道徳規範の必要性、神秘体験の意味から、その真髄ヴィパッサナーまで順々に丁寧に解説。各章にQ&Aも付し、痒いところにも手のとどく実践的入門。

2415円

村木弘昌

釈尊の呼吸法 大安般守意経に学ぶ

仏教の主要な修行法である瞑想にとって呼吸法は必須であり、言うまでもなくお釈迦様はその達人であった！　現代に有効なそのメカニズムを西洋医学の立場から解明・再現する。

2625円

帯津良一＋鎌田茂雄

〈気〉と呼吸法

ホリスティック医学と中国仏教研究の第一人者が、その思想と実践、歴史と現状を自らの体験も交えて浮き彫りにし、行き着くべき死の捉え方まで論じ尽した最も信頼できる手引。

1890円

▼価格は税込価格。